中医内科常见病
证治歌诀

赵丕兴　编著

河南科学技术出版社
·郑州·

图书在版编目（CIP）数据

中医内科常见病证治歌诀 / 赵丕兴编著 . —郑州：
河南科学技术出版社，2017.2（2023.3重印）
　　ISBN 978-7-5349-8469-3

　　Ⅰ. ①中… Ⅱ. ①赵… Ⅲ. ①中医内科—常见病—诊
疗 Ⅳ. ① R25

中国版本图书馆 CIP 数据核字（2016）第 320693 号

出版发行：河南科学技术出版社

　　　　　地址：郑州市经五路 66 号　　　邮编：450002

　　　　　电话：（0371）65788613　　65788629

　　　　　网址：www.hnstp.cn

责任编辑：邓　为

责任校对：柯　姣

封面设计：中文天地

责任印制：朱　飞

印　　刷：三河市同力彩印有限公司

经　　销：全国新华书店

幅面尺寸：170mm×240mm　　印张：7.75　　　字数：50 千字

版　　次：2023 年 3 月第 2 次印刷

定　　价：78.00 元

作者简介

赵丕兴，重庆万州开县人。生于一九四三年一月。少时曾拜当地一代名医谭天作为师，研习岐黄之术。后移居洛阳，多年如一日，仍酷爱祖国的传统医学，常常是手不释卷、废寝忘食。但可叹祖国医学古籍众多，传世之作，烟云浩瀚，令人眼花缭乱，无所适从。更兼文辞深奥费解，难懂难记。后见上海人民出版社于1964年1月出版的《中医临床参考丛书》，从古到今，分门别类，承前启后，堪称习医者之良师益友。赵丕兴在研读中医的同时，为了便于记忆，对诊治每一病症的理法方药，用歌诀的形式将其记录在案，久而久之整理汇集成册，成此《中医内科常见病证治歌诀》一书。现公之于世，为医学爱好者和临床医生学习参考之用。若能携此一册，熟读熟记，则中医内科常见诸证，已了若指掌，成竹在胸，施之于临床医疗，断无错入门庭、阴阳颠倒、寒热不分、虚实不明之理。

除疾治病，济世活人，有益于天下众生，乃作者之厚望，此书之宗旨。何乐而不可哉！

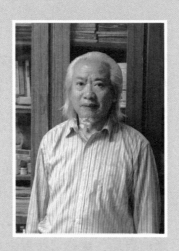

匕喘都咸火上炎，　　　　　邪来作咳喉有痰，
脚湿助胀胁肋嗽，　　　　　泻白散入青粳米甘（六）
加入栀芩与桑皮。　　　　　心烦更入竹叶来。

脾虚不运湿生痰，　　　　　舌苔厚腻脉滑濡，
身重嗜卧咳痰多，　　　　　二陈橘半茯参甘（七）
增入苍术朴杏苏。　　　　　健脾燥湿化痰逆。

诸咳不愈反复作，　　　　　咳痰不爽正虚弱，
或见喉痒或呕吐，　　　　　微发寒热止嗽散（八）
荆桔橘红与百部，　　　　　紫菀甘草苋白前；
阴虚邪燥却非宜，　　　　　诸般咳嗽效可验。

　　　　　　咳嗽附方

(一)　杏苏散（《温病条辨》）

　　杏仁　苏叶　前胡　甘草　桔梗　半夏

　　橘皮　茯苓　枳壳　生姜　大枣

(二)　麻杏石甘汤（《伤寒论》）

　　麻黄　杏仁　石膏　甘草

(三)　桑菊饮（《温病条辨》）　桑叶　菊花

5

风寒咳嗽痰稀薄，
杏苏散桔前胡揪（一）
寒郁化热咳麻黄，
里热外寒咳不疲，
咄逢嘶咽啾浮嗽，

恶寒无汗脉浮紧，
荆芥姜半甘草味。
痰湿兼治苍术嗜。
若减而黄咽干疼，
麻杏石甘渴用灵（二）

风热咳嗽口咽干，
痰稠苔黄桑菊散（三）
喉痧元参天青叶，
口渴滑粉蛆若茹，
夏挟暑湿烦渴甚，
桑菊散中香佩加，

恶风头痛身热烦，
杏薄芦根翘桔甘。
热盛山栀黄芩连浚。
痰稠栝蒌杏辨苗。
咳嗽胸闷脉数滑，
渭石杏蒌前胡指。

燥热咳嗽咳无痰，
桑杏贝枝沙豉制（四）
胁痛郁金便燥若，
肺燥阴伤久久咳，
清燥救肺渴参麦（五）
热加屃黔痰贝若，

居焦鼻燥心烦渴。
更添蝉衣栝草前。
他苦兼证可前参。
去红少津形瘦干。
胶芝杷石麦杏甘。
血枝生地可增诛。

前言

此乃吾多年之心血，非等闲可观，后世子孙应珍藏之，若有一二习医者，熟此一册，内科诸证，足资用矣！倘若能付刊出册，为习医者之阶梯，又能济世活人，功德无量，吾亦当含笑于九泉之下。

呜乎！仅此数语，以示后人，望勿负我哉。

重庆万州赵丕兴客居
于九朝古都一统斋
时年六十有八岁
2010年6月8日
记之

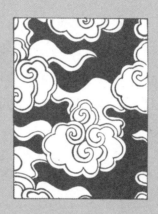

目 录

一、感　冒

气候失常邪伤人，　　　四时感冒寒热风，
病分寒热与暑湿，　　　疏风解表第一功。

风寒感冒身无汗，　　　怕冷发热鼻不通，
喉痒涕嚏脉多浮，　　　香苏饮陈草姜葱〔一〕。
憎寒壮热兼项强，　　　咳嗽头痛音声重，
脉浮而紧败毒散〔二〕，　柴前枳壳羌独芎，
桔梗茯甘薄荷姜，　　　或加人参荆芥防风。
挟湿胸闷食纳少，　　　头胀如裹便溏清，
舌苔厚腻口泛恶，　　　藿香厚朴陈皮半夏增。
头痛鼻鸣并自汗，　　　干呕脉缓与恶风，
桂枝汤芍姜枣草〔三〕，　调和营卫此方中。

风热感冒汗热渴，　　　咽痛舌红脉浮数，
银翘散芦桔薄草〔四〕，　牛子豆豉荆竹酌。
挟湿汗出热不解，　　　滑石薏米蔻仁合。
咳加前胡杏仁渴花粉，　头痛桑叶菊花托。
热甚山栀黄芩蚓茅根竹茹，　津伤邪燥沙参确。

暑湿感冒头身倦，　　　胸闷苔腻脉虚濡（"濡"读"软"，下同），
藿正散苏桔术朴〔五〕，　腹皮夏芷陈茯甘。

偏热汗少渴热烦，　　　　　　尿赤苔黄脉数濡，
香薷饮用扁连朴〔六〕，　　　　酌加藿香滑石甘。
头痛壮热暑热炽，　　　　　　吐泻大作渴饮泉，
桂苓甘露饮泽术〔七〕，　　　　石膏猪苓与滑寒。
体质虚弱感时邪，　　　　　　补正祛邪自安然。

流感暴发头痛剧，　　　　　　寒战高热口咽干，
面目俱赤脉洪数，　　　　　　清瘟解毒丸防风甘〔八〕，
玄青粉翘芎芩竹，　　　　　　羌柴葛芷芍桔添。

感冒附方

〔一〕**香苏饮**（《太平惠民和剂局方》）

香附　紫苏叶　陈皮　炙甘草

〔二〕**败毒散**（《小儿药证直诀》）

柴胡　前胡　羌活　独活　川芎　茯苓　桔梗　枳壳　甘草　薄荷　生姜

此方加人参，为人参败毒散；加荆芥、防风，为荆防败毒散。

〔三〕**桂枝汤**（《伤寒论》）

桂枝　芍药　炙甘草　生姜　大枣

〔四〕**银翘散**（《温病条辨》）

金银花　连翘　苦桔梗　薄荷　竹叶　生甘草　荆芥穗　淡豆豉　牛蒡子　芦根

〔五〕**藿香正气散**（《太平惠民和剂局方》）

大腹皮　白芷　藿香　紫苏　半夏曲　茯苓　白术　陈皮　厚朴　桔梗
炙甘草　姜　枣

〔六〕**四物香薷饮**（《医方集解》）

香薷　厚朴　扁豆　黄连

〔七〕**桂苓甘露散**（《宣明论方》）

茯苓　甘草　白术　泽泻　桂枝　石膏　滑石　猪苓　寒水石

〔八〕清瘟解毒丸(《中医方药手册》·山西版)

大青叶　连翘　玄参　天花粉　桔梗　羌活　防风　葛根　柴胡　黄芩

白芷　川芎　赤芍　甘草　淡竹叶

二、咳 嗽

咳嗽内伤外感因，
内伤气火七情结，

外感寒热燥火病，
湿痰泛滥脾不运。

风寒咳嗽痰稀薄，
杏苏散枳前胡桔〔一〕，
寒热荆芥防风喘麻黄，
里热外寒咳不爽，
怕冷喘哑脉浮数，

恶寒无汗脉浮紧，
姜枣苓半甘草陈，
挟湿羌活苍术增。
苔腻而黄咽干疼，
麻杏石甘汤用灵〔二〕。

风热咳嗽口咽干，
痰稠苔黄桑菊饮〔三〕，
喉疼元参大青叶，
口渴石膏花粉鲥茅根竹茹，
夏挟暑湿烦渴甚，
桑菊饮中藿香佩兰加，

恶风头痛身热烦，
杏薄芦根翘桔甘，
热甚山栀黄芩黄连添，
痰稠瓜蒌瓜瓣煎。
咳嗽胸闷脉数濡，
滑石香薷前胡拈。

燥热咳嗽咳无痰，
桑杏汤贝栀沙豉梨〔四〕，
胁痛郁金便燥蒌仁，
肺燥阴伤久久咳，
清燥救肺汤参麦〔五〕，

唇焦鼻燥心躁烦，
更添蝉衣桔梗甘草前胡，
他若兼证可前参。
舌红少津形瘦干，
胶芝杷石桑杏甘，

热加犀_角羚_{羊角}痰贝_母蒌仁，　　血枯生地可增添。

七情郁结火上炎，　　　　　气逆作咳喉有痰，
胸满肋胀脉弦数，　　　　　泻白_散桑骨梗米甘^{〔六〕}，
加入_山栀_黄芩与_青黛蛤_壳，　心烦更入竹叶_{黄连}。

脾虚不运湿生痰，　　　　　舌苔厚腻脉滑濡，
身重嗜卧咳痰多，　　　　　二陈_汤橘半茯苓甘^{〔七〕}，
增入苍术_厚朴杏仁苡_仁，　健脾燥湿化痰涎。

诸咳不愈反复作，　　　　　咳痰不爽面红艳，
或见喉痒或呕吐，　　　　　微发寒热止嗽散^{〔八〕}，
荆桔橘红与百部，　　　　　紫菀甘草并白前。
阴虚邪燥却非宜，　　　　　诸般咳嗽效可验。

咳嗽附方

〔一〕杏苏散（《温病条辨》）
杏仁　苏叶　前胡　甘草　桔梗　半夏　橘皮　茯苓　枳壳　生姜　大枣

〔二〕麻杏石甘汤（《伤寒论》）
麻黄　杏仁　石膏　甘草

〔三〕桑菊饮（《温病条辨》）
桑叶　菊花　杏仁　桔梗　连翘　芦根　薄荷　甘草

〔四〕桑杏汤（《温病条辨》）
桑叶　杏仁　象贝母　沙参　香豉　栀皮　梨皮

〔五〕清燥救肺汤（《医门法律》）
桑叶　石膏　杏仁　麦冬　人参　阿胶　枇杷叶　胡麻仁　甘草

〔六〕泻白散(《小儿药证直诀》)

桑白皮　地骨皮　甘草　粳米

〔七〕二陈汤(《太平惠民和剂局方》)

半夏　橘红　白茯苓　甘草

〔八〕止嗽散(《医学心悟》)

荆芥　桔梗　紫菀　百部　白前　甘草　陈皮

三、喘哮

喘 证

张口抬肩气息促，　　胸满气粗喘证呼，
实喘风寒痰与火，　　虚喘肺肾两脏虚。

风寒喘咳发热寒，　　头身疼痛脉紧弦，
胸闷苔腻吐痰清，　　温肺散寒喘自安。
小青龙汤麻桂姜〔一〕，　　细辛甘味芍半煎。
喘止复作从龙汤〔二〕，　　苏子葶芍龙牡半，
此方专用小青龙后，　　有热石膏可增添。

燥热犯肺热喘作，　　胸高喉痛并口渴，
壮热烦躁痰黏稠，　　舌红苔黄脉滑数，
泻白散桑骨粳米草〔三〕，　　酌加知母石膏枇杷叶，
肺燥阴虚脉细数，　　沙麦玉竹花粉合。

痰浊之喘痰多黏，　　呕吐苔腻脉滑弦，
胸闷面青难平卧，　　三子汤苏芥莱菔煎〔四〕，
甚则三子二陈合〔五〕，　　杏仁紫朴一起添。
湿痰化热或痰火，　　咳痰黄稠喘热烦，
脉多滑数桑白皮汤〔六〕，　　杏苏半贝栀芩连。

久咳久病肺虚喘，
恶风自汗面少华，
补中益气_汤参术草〔七〕，
偏于阴虚脉细小，
生脉散参麦五味〔八〕，
倘若咳喘痰稀薄，
生脉散中去麦冬，

咳声低微话懒言，
心跳脉缓并舌淡，
归芪柴升陈皮煎。
面热咳血咽燥干，
增入生地与牡丹。
口不渴兮形冷寒，
黄芪干姜甘草添。

肾阳虚喘动则甚，
汗出面青脉沉细，
地黄苓泽山药桂，
水逆泛上悸不安，
温阳行水真武汤〔十〕，

呼多吸少肢冷寒，
金匮肾气丸附丹〔九〕，
病甚_人参_五味故_{纸胡}桃煎。
肢冷肤肿尿少见，
术附苓芍生姜拌。

偏于阴虚脉数细，
生脉散配都气丸〔十一〕，
若见喘剧躁不安，
脉浮而大无根底，
回阳固脱大温补，

口燥咽干面红艳，
金匮加味桂附减。
肢冷汗出如油般，
元阳暴脱旦夕间，
参附汤能救危难〔十二〕。

哮　证

哮为痼疾痰浊壅，
喉中痰鸣呼吸难，
冷哮畏冷与形寒，
胸膈满闷呼吸急，

外感内伤为诱因，
冷哮热哮要分清。
咳痰清稀白沫黏，
面色晦滞脉紧弦。

中医内科常见病
证治歌诀

射干麻黄汤冬花〔十三〕，　　　　紫菀细味姜枣半。

哮喘渐平表已解，　　　　　　　　苏子降气汤当先〔十四〕，

枣朴陈皮甘草归，　　　　　　　　肉桂生姜半夏前。

哮喘发后痰沫多，　　　　　　　　冷哮丸用莫迟延〔十五〕，

麻杏细草夏乌胆，　　　　　　　　款菀皂曲姜椒矾。

痰吐难出喘逆甚，　　　　　　　　三子汤里葶苈掺。

热哮烦闷痰浊稠，　　　　　　　　发热头痛与自汗，

定喘汤麻杏桑果〔十六〕，　　　　苏子款冬芩草半，

或加地龙葶苈子，　　　　　　　　蛤粉射干一同煎，

痰热未清肺阴伤，　　　　　　　　减麻_黄沙_参贝_母玉竹添。

形气未虚痰出艰，　　　　　　　　坐不得卧皂荚丸〔十七〕，

喘缓正虚痰浊滞，　　　　　　　　旋覆代赭汤最验〔十八〕，

参草半夏与姜枣，　　　　　　　　扶正降逆化痰涎。

喘哮附方

〔一〕小青龙汤（《伤寒论》）

麻黄　芍药　细辛　干姜　甘草　桂枝　半夏　五味子

〔二〕从龙汤（《医学衷中参西录》）

炒苏子　生杭芍　生龙骨　炒牛蒡子　生牡蛎　半夏

〔三〕泻白散

方见"咳嗽"。

〔四〕三子养亲汤（《韩氏医通》）

苏子　白芥子　莱菔子

〔五〕二陈汤

方见"咳嗽"。

〔六〕桑白皮汤(《景岳全书》)

桑白皮　半夏　苏子　杏仁　贝母　黄芩　黄连　山栀

〔七〕补中益气汤(《脾胃论》)

黄芪　炙甘草　人参　当归　橘皮　升麻　柴胡　白术

〔八〕生脉散(《医学启源》)

人参　麦冬　五味子

〔九〕金匮肾气丸(《金匮要略》)

干地黄　山萸肉　山药　泽泻　茯苓　牡丹皮　桂枝　炮附子

注：本方加牛膝、车前子，为济生肾气丸；本方去附子、桂枝，为六味地黄丸。六味丸加五味子，为都气丸。

再加麦冬，为麦味地黄丸。加知母、黄柏，为知柏地黄丸。

(十)真武汤(《伤寒论》)

茯苓　芍药　生姜　白术　附子

〔十一〕都气丸

方见"哮喘""金匮肾气丸"注。

〔十二〕参附汤(《妇人良方》)

人参　附子　姜　枣

〔十三〕射干麻黄汤(《金匮要略》)

射干　麻黄　生姜　细辛　紫菀　款冬花　五味子　半夏　大枣

〔十四〕苏子降气汤(《太平惠民和剂局方》)

紫苏子　橘红　半夏　当归　前胡　厚朴　肉桂　炙甘草　生姜　大枣

〔十五〕冷哮丸(《张氏医通》)

麻黄　杏仁　细辛　甘草　胆南星　半夏曲　川乌　川椒　白矾　牙皂
紫菀　款冬花　神曲　生姜

〔十六〕定喘汤(《摄生众妙方》)

麻黄　白果　桑白皮　款冬花　半夏　苏子　杏仁　黄芩　甘草

〔十七〕皂荚丸(《金匮要略》)

皂荚，蜜为丸，以枣膏和汤送服

〔十八〕旋覆代赭汤(《伤寒论》)

旋覆花　人参　炙甘草　半夏　生姜　大枣　代赭石

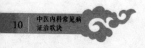

四、痰 饮

痰饮之证水上泛,　　　　　　阴盛为饮阳盛痰,

痰分湿痰燥与顽,　　　　　　饮则痰溢悬支看。

湿痰痰多胸腹满,　　　　　　苔腻神倦二陈煎〔一〕,

湿甚腹胀苍白术,　　　　　　厚朴苡仁一同添,

脾虚便溏加参术,　　　　　　方名六君功用专〔二〕。

燥痰痰少咯出艰,　　　　　　面白脉涩气促喘,

舌红少津宜润肺,　　　　　　贝蒌散粉苓橘桔煎〔三〕。

甚则阴虚火上炎,　　　　　　肤糙咽干心躁烦,

洒淅寒热悲欲哭,　　　　　　麦味地黄丸方看〔四〕。

顽痰胶结聚在胸,　　　　　　热实痰盛便结难,

怪证百出苔黄腻,　　　　　　礞石滚痰丸可拈〔五〕,

脉虚体弱孕妇慎,　　　　　　沉香大黄黄芩拌。

痰饮脾肾阳虚然,　　　　　　胸胁支满背冷寒,

舌苔白滑或灰腻,　　　　　　小便不利脉滑弦,

脾虚苓桂术甘汤〔六〕,　　　　肾虚肾气丸效专〔七〕,

呕吐眩悸小半夏汤〔八〕,　　　生姜加入茯苓煎。

水走肠间声漉漉,　　　　　　腹满舌燥并口干,

己椒苈黄丸可用〔九〕， 苦辛宣泄分消然。

留饮欲去又怎看， 虽利心下续坚满，
当因其势而利导， 甘遂半夏汤芍蜜甘〔十〕。
水停脐下则动悸， 呕吐涎沫而颠眩，
五苓散猪茯泽术桂〔十一〕， 化气行水自灵验。

悬饮胸胁多疼满， 呼吸转则痛牵连，
攻水逐饮十枣汤〔十二〕， 大戟遂芫大枣煎。
若见呕吐脘腹疼， 胸背手足痛冷寒，
行走艰难痰涎出， 遂戟白芥控涎丹〔十三〕。

溢饮恶寒肢浮肿， 喘咳无汗小青煎〔十四〕。
大青龙汤治寒包热〔十五〕， 麻桂杏石姜枣甘。

支饮咳喘不得卧， 面部浮肿心下坚，
遇寒即发小青龙， 寒少饮多葶枣汤验〔十六〕。
脘痞目眩呕不渴， 泽泻汤术两味看〔十七〕，
配合小半夏加苓汤， 降逆健脾病易痊。

邪实正虚喘满剧， 烦渴苔黄心下坚，
虽经吐下仍不愈， 防己汤膏参桂煎〔十八〕，
虚者当愈实复发， 去石膏加茯苓芒硝掺。
肾阳衰微脉沉细， 动则喘甚形冷寒，
方用金匮肾气丸， 温肾纳气自安然。

〔一〕二陈汤

方见"咳嗽"。

〔二〕六君子汤（《医学正传》）

人参 白术 茯苓 陈皮 半夏 炙甘草 生姜 大枣

〔三〕贝母瓜蒌散（《医学心悟》）

贝母 瓜蒌 花粉 茯苓 橘红 桔梗

〔四〕麦味地黄丸

方见"喘哮""金匮肾气丸"注。

〔五〕滚痰丸（王隐君）

大黄 黄芩 礞石 沉香

〔六〕苓桂术甘汤（《金匮要略》）

茯苓 桂枝 白术 甘草

〔七〕金匮肾气丸

方见"喘哮"。

〔八〕小半夏汤（《金匮要略》）

半夏 生姜

本方加茯苓，为小半夏加茯苓汤。

〔九〕己椒苈黄丸（《金匮要略》）

防己 椒目 葶苈子 大黄

〔十〕甘遂半夏汤（《金匮要略》）

甘遂 半夏 芍药 甘草 白蜜

〔十一〕五苓散（《金匮要略》）

桂枝 白术 茯苓 猪苓 泽泻

〔十二〕十枣汤（《金匮要略》）

大戟 芫花 甘遂 大枣

〔十三〕控涎丹（《三因极一病证方论》）

甘遂 大戟 白芥子

〔十四〕小青龙汤

方见"哮喘"。

〔十五〕大青龙汤（《伤寒论》）

桂枝　麻黄　杏仁　石膏　甘草　生姜　大枣

〔十六〕葶苈大枣泻肺汤（《金匮要略》）

葶苈子　大枣

〔十七〕泽泻汤（《金匮要略》）

泽泻　白术

〔十八〕木防己汤（《金匮要略》）

木防己　石膏　桂枝　人参

五、失 音

声音嘶哑号失音，　　　　　风寒痰热或伤津，
或因喊叫伤肺气，　　　　　金实金破皆不鸣。

风寒脉浮舌苔白，　　　　　咳嗽音哑寒热并，
疏风散寒金沸草散〔一〕，　　荆前细草半茯苓。
寒邪包热脉浮数，　　　　　口渴喉痛苔黄薄，
桔梗汤加荆前桑〔二〕，　　　大海蝉衣射干合。

痰热交阻痰稠黄，　　　　　口苦喉干苔腻黄，
音重声浊脉数滑，　　　　　清咽宁肺汤栀芩桑〔三〕，
二母桔前与甘草，　　　　　增入蒌皮蝉衣杏仁牛蒡子。

肺燥津伤虚证者，　　　　　口燥咽干声不扬，
舌质红绛脉小数，　　　　　干咳无痰桑杏汤〔四〕。

肾阴不足肾火张，　　　　　咽燥音哑舌红绛，
耳鸣目眩腰膝软，　　　　　虚烦不眠手足烫，
方用麦味地黄丸〔五〕，　　　诃子玄参一同帮。

过言伤气胖大海，　　　　　不愈更用铁笛丸尝〔六〕，
诃子砂仁百药煎，　　　　　桔草翘薄芎大黄。

失音附方

〔一〕金沸草散(《南阳活人书》)

金沸草　前胡　荆芥　细辛　半夏　茯苓　甘草　生姜　大枣

〔二〕桔梗汤(《金匮要略》)

桔梗　甘草

〔三〕清咽宁肺汤(《医学统旨》)

桔梗　山栀　黄芩　桑皮　甘草　前胡　知母　贝母

〔四〕桑杏汤

方见"咳嗽"。

〔五〕麦味地黄丸

方见"喘哮"。

〔六〕铁笛丸(《医学心悟》)

桔梗　甘草　薄荷　连翘　诃子肉　砂仁　大黄　川芎　百药煎

六、胸　痛

胸痛阳虚阴寒乘，　　　浊痰壅塞气血凝，
辛温通阳方为主，　　　随证加减效如神。

因于寒邪冷则甚，　　　胸痛彻背卧不宁，
短气咳唾苔白腻，　　　脉见弦紧或迟沉，
瓜蒌薤白白酒汤〔一〕，　桂枝木香郁金增。

痰浊壅塞胸板闷，　　　痛掣肩背咳嗽频，
痰多涎沫难平卧，　　　气短喘促脉濡形，
瓜蒌薤白半夏汤〔二〕，　橘皮枳实姜苓增。

心气不足寒邪侵，　　　猝然心痛面色青，
呼吸气冷难言语，　　　大痛不止命将倾，
急用干姜与附子，　　　人参肉桂并细辛，
大辛大热消阴翳，　　　温阳逐寒起疴沉。

久发不愈气血瘀，　　　定处不移痛如针，
血府逐瘀汤最验〔三〕，　宣痹化瘀并通经，
归地桃红芎芍枳，　　　柴甘桔梗牛膝并。

胸痛附方

〔一〕瓜蒌薤白白酒汤(《金匮要略》)

瓜蒌实 薤白 白酒

〔二〕瓜蒌薤白半夏汤(《金匮要略》)

瓜蒌实 薤白 半夏 白酒

〔三〕血府逐瘀汤(《医林改错》)

当归 生地黄 桃仁 红花 川芎 赤芍 枳壳 柴胡 桔梗 甘草 牛膝

七、肺痿

燥热伤津或虚冷，　　　　肺枯叶萎肺痿成，
咳吐浊痰涎沫出，　　　　病分寒热总虚形。

虚热肺痿脉虚数，　　　　浊唾稠黏咽燥渴，
咳声不扬舌红干，　　　　麦门冬汤方用着[一]，
参枣半夏粳米草，　　　　滋阴润肺并清热。

津伤肺燥救肺汤[二]，　　　燥甚沙参玉竹帮，
潮热骨皮银柴胡，　　　　见证加减效非常。

虚寒肺痿吐涎沫，　　　　清稀量多不咳渴，
头眩短气乏无力，　　　　脉虚食减小便数，
甘草干姜汤加味[三]，　　　参术茯枣共煎药。

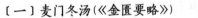

肺痿附方

〔一〕麦门冬汤（《金匮要略》）

麦冬　半夏　人参　甘草　大枣　粳米

〔二〕清燥救肺汤

方见"咳嗽"。

〔三〕甘草干姜汤（《金匮要略》）

炙甘草　干姜

八、肺 痈

风热犯肺伤血脉，
胸痛痰臭脓血见，

湿热内蕴痈毒结，
分期施治细审切。

肺痈初起似外感，
咳嗽胸痛苔薄黄，
疏风清热银翘散〔一〕，
咳甚痰多蒌仁贝母杏仁，

恶寒发热痰稠黏，
脉多浮数呼吸难，
若兼头痛桑叶菊花蔓荆子，
胸痛甚则郁金桃仁添。

痈脓已成胸痛闷，
咳嗽气急脉滑数，
清热解毒苇茎汤〔二〕
加入银花翘鱼腥草，
脉实热盛生石膏，
浊痰壅盛并喘满，

高热汗出寒振振，
舌苔黄腻痰浊腥，
桃仁苡仁冬瓜仁，
地丁桔梗一同行。
知母山栀与黄芩。
前方蒌皮葶苈增。

后期溃脓胸胁满，
苔腻而黄脉滑数，
仍用苇茎汤加味，
倘若音哑与气喘，
爪甲青紫危证者，

脓血交吐如米泔，
喘不能卧渴热烦，
加减诸法可前参。
脓血量多臭不堪，
治宜慎重莫浪然。

脓血不净久久咳，　　　　　　食欲不振面少颜，

脉转虚数或低热，　　　　　　形消体瘦口燥干，

此为脓疡毒未清，　　　　　　气阴大伤久缠绵，

方用桔梗杏仁煎〔三〕，　　　养肺清热兼补元，

银翘麦胶百合枳，　　　　　　红藤枯草贝母甘。

邪退病轻正渐复，　　　　　　脉细无力神疲倦，

沙参麦冬汤花粉〔四〕，　　　玉竹扁豆桑草煎。

肺痈附方

〔一〕**银翘散**

方见"感冒"。

〔二〕**苇茎汤**（《备急千金要方》）

苇茎　桃仁　瓜瓣　薏苡仁

〔三〕**桔梗杏仁煎**（《景岳全书》）

桔梗　杏仁　甘草　金银花　贝母　夏枯草　枳壳　红藤　连翘　百合

麦冬　阿胶

〔四〕**沙参麦冬汤**（《温病条辨》）

沙参　麦冬　玉竹　冬桑叶　生甘草　生扁豆　花粉

九、肺痨

痨因虚损诸不足，
咳嗽咯血痨渐成，

潮热盗汗虚热烦，
调理脾胃金水参。

肺损阴虚口咽干，
月华丸用沙参贝[一]，
二冬二地桑菊獭，
气虚人参与黄芪，

胸部隐痛咳血痰，
胶苓广七百部山，
润肺止咳此方专，
咳血白及藕节添。

阴虚火旺舌红绛，
女经不调男梦遗，
百合固金汤麦归芍[二]，
秦艽鳖甲散柴归知[三]，
二方合为一方用，

咳血时作脉数弦，
骨蒸痨热身燥烦，
二地桔草贝母玄，
骨皮乌梅青蒿煎，
汗多黄芪龙骨牡蛎添。

阴损及阳声嘶哑，
自汗盗汗舌光红，
保真汤参芪术苓草[四]，
柴骨五味知柏共，
若见便溏食纳减，
参术茯甘与陈皮，

咳呛咯血恶风寒，
面浮肢肿宜补元，
二地二冬归芍煎，
姜枣陈朴与建莲。
调理脾胃异功散[五]，
补气健脾酌加减。

肺痨附方

〔一〕月华丸(《医学心悟》)

生地黄　熟地黄　天冬　麦冬　川贝母　山药　百部　沙参　茯苓

阿胶　三七　獭肝　菊花　桑叶

〔二〕百合固金汤(《慎斋遗书》)

生地黄　熟地黄　麦冬　百合　白芍　当归　贝母　甘草　桔梗　玄参

〔三〕秦艽鳖甲散(《卫生宝鉴》)

秦艽　鳖甲　柴胡　当归　青蒿　知母　乌梅　地骨皮

〔四〕保真汤(《十药神书》)

人参　黄芪　白术　甘草　赤茯苓　白茯苓　五味子　当归　生地黄

熟地黄　天冬　麦冬　赤芍　白芍　柴胡　地骨皮　黄柏　知母　莲心

陈皮　厚朴　姜　枣

〔五〕异功散(《小儿药证直诀》)

人参　白术　茯苓　陈皮　炙甘草

十、自汗、盗汗

自汗阳虚表不固，　　　　　盗汗阴虚内热催，
阳实蒸热汗出多，　　　　　自盗阴阳两虚推。

阳虚自汗身畏寒，　　　　　脉浮无力苔白淡，
益气汤加麻_黄根_小麦〔一〕，　虚甚熟附一起煎。
自汗不愈邪易干，　　　　　恶寒发热伤风寒，
玉屏风散正当用〔二〕，　　　黄芪防风白术看。

阳实自汗胃热蒸，　　　　　发热汗出不恶寒，
苔黄便结脉滑实，　　　　　调胃承气_汤硝黄甘〔三〕。

盗汗睡有醒则无，　　　　　反增烦躁不恶寒，
头晕耳鸣肾阴虚，　　　　　腰酸膝弱六味丸〔四〕，
滋阴补肾宁虚火，　　　　　或加知柏名亦然〔五〕。

心虚盗汗悸不安，　　　　　咽干口燥脉细弦，
酸枣汤芎知苓草〔六〕，　　　养心安神除热烦。

阴虚火扰盗汗出，　　　　　发热面赤与口干，
唇焦心烦脉弦数，　　　　　溲赤舌红大便难，
滋阴清热兼固表，　　　　　当归六黄汤可煎〔七〕，

芪柏莲芩生熟地，　　　　　骨皮知母白芍添。

阴虚阳损心惊悸，　　　　　自汗盗汗神疲倦，
发热烦燥脉细微，　　　　　怔忡不眠归脾_汤煎，
参芪术草木香远，　　　　　酸枣归茯与桂元。

自汗、盗汗附方

〔一〕补中益气汤

方见"喘哮"。

〔二〕玉屏风散（《医方类聚》）

黄芪　防风　白术

〔三〕调胃承气汤（《伤寒论》）

大黄　芒硝　甘草

〔四〕六味地黄丸

方见"喘哮""金匮肾气丸"注。

〔五〕知柏地黄丸

方见"喘哮""金匮肾气丸"注。

〔六〕酸枣仁汤（《金匮要略》）

酸枣仁　知母　茯苓　川芎　甘草

〔七〕当归六黄汤（《兰室秘藏》）

当归　生地黄　熟地黄　黄连　黄芩　黄柏　黄芪

〔八〕归脾汤（《济生方》）

白术　茯神　黄芪　人参　当归　酸枣仁　木香　远志　龙眼肉　炙甘草
生姜　大枣

十一、心悸、怔忡

心悸心中不安宁，　　　　易惊易恐病有时，
怔忡非惊病即发，　　　　心中摇摇无宁期。

心血不足脉弱细，　　　　头晕眼花并惊悸，
指甲苍白面无华，　　　　四肢无力用归脾〔一〕，
病甚安神兼镇心，　　　　龙齿磁石两味增。
脉见结代炙甘草汤〔二〕，　　姜枣参麦与地黄，
桂枝阿胶火麻仁，　　　　通脉养血益气良。

心悸少寐阴火旺，　　　　头目昏眩舌红绛，
耳鸣腰酸脉细数，　　　　黄连阿胶汤芩芍帮〔三〕。

阳气衰弱悸不安，　　　　舌淡脉弱饮食减，
面白少气并体倦，　　　　桂草龙牡汤可煎〔四〕。
甚则胸闷与气喘，　　　　心悸不安身肿然，
此乃阳虚水上逆，　　　　尿少肢寒真武汤煎〔五〕。

受惊气乱悸不安，　　　　梦中惊醒脉滑弦，
镇惊安神磁朱丸〔六〕，　　　神曲磁石朱砂拌。
病挟痰饮温胆汤〔七〕，　　　配合磁朱一起煎。
温胆二陈加枳竹，　　　　涤痰清心定安然。

血脉闭阻颧紫红，　　　　　胸闷痛悸与气短，

甚则唇甲皆青紫，　　　　　舌质淡青有瘀斑，

喘咳脉细或结代，　　　　　桃仁红花煎加减〔八〕，

丹参归地芎芍乳，　　　　　延胡香附青皮煎，

加入桂草龙牡蛎，　　　　　通阳镇心病易痊。

咳喘咯血减香〔附川〕芎，　　三七苏子沉香添。

心悸、怔仲附方

〔一〕归脾汤

方见"自汗、盗汗"。

〔二〕炙甘草汤（《伤寒论》）

炙甘草　人参　桂枝　生地黄　麦冬　麻仁　阿胶　生姜　大枣

〔三〕黄连阿胶汤（《伤寒论》）

黄连　黄芩　芍药　阿胶　鸡子黄

〔四〕桂枝甘草龙骨牡蛎汤（《伤寒论》）

桂枝　炙甘草　龙骨　牡蛎

〔五〕真武汤

方见"喘哮"。

〔六〕磁朱丸（《千金要方》）

磁石　朱砂　神曲

〔七〕温胆汤（《三因极一病证方论》）

橘皮　半夏　茯苓　枳实　竹茹　炙甘草　即二陈汤加枳实、竹菇

〔八〕桃仁红花煎（《陈素庵妇科补解》）

丹参　赤芍　桃仁　红花　青皮　制香附　当归　川芎　生地黄　乳香

延胡索

十二、不寐（附：多寐）

不寐之证号失眠，　　　　　睡中易醒入眠难，
心胆虚怯胃不和，　　　　　心脾血虚阴火犯。

心脾不足脉细涩，　　　　　体倦神疲面少颜，
多梦易醒并健忘，　　　　　舌淡苔白归脾煎〔一〕，
病甚合欢皮夜交藤，　　　　梦惊龙齿磁石添。

阴虚火旺头晕眩，　　　　　耳鸣心烦与口干，
或有梦遗脉细数，　　　　　黄连阿胶汤可煎〔二〕。
补心丹服治亦同〔三〕，　　人参玄参丹参远，
生地桔梗酸枣茯，　　　　　归味二冬柏子看。

心胆虚怯心惊悸，　　　　　多梦易醒脉细弦，
舌红易怒酸枣汤〔四〕，　　生地白芍首乌添。
或用安神定志丸〔五〕，　　二茯龙齿参菖远。

胃中不和食不消，　　　　　腹胀嗳气脉滑弦，
苔腻失眠便不爽，　　　　　保和丸楂曲茯苓半〔六〕，
陈皮连翘莱菔子，　　　　　消导和胃把神安。
大便不通脉实大，　　　　　枳实大黄一起煎。

痰热壅遏头目眩，　　　　　　　　口苦胸闷痰多焉，

苔腻而黄脉滑数，　　　　　　　　温胆汤服可安眠[七]。

舌尖红绛心烦燥，　　　　　　　　热盛山栀黄连添。

附：多寐

多寐阴盛阳虚成，　　　　　　　　怠惰嗜卧喜睡眠，

因于湿盛苔白腻，　　　　　　　　胸闷纳少脉缓濡，

平胃散陈苍厚朴草[八]，　　　　　　燥湿健脾兼化痰，

更入藿香苡仁佩兰叶，　　　　　　痰多半夏南星添。

中气不足脾运迟，　　　　　　　　食后困倦并多眠，

六君汤加楂曲麦[九]，　　　　　　　益气健脾身爽然。

阳气虚弱话懒言，　　　　　　　　神疲纳少肢恶寒，

嗜卧脉弱并易汗，　　　　　　　　理中丸参术草姜煎[十]。

气虚下陷补中汤[十一]，　　　　　　益气补中病易痊。

不寐附方

〔一〕归脾汤

方见"自汗、盗汗"。

〔二〕黄连阿胶汤

方见"心悸、怔忡"。

〔三〕天王补心丹（《摄生秘制》）

柏子仁　生地黄　人参　玄参　丹参　天冬　麦冬　五味子　白茯苓　当归

桔梗　远志　酸枣仁

〔四〕酸枣仁汤

方见"自汗、盗汗"。

〔五〕安神定志丸(《医学心悟》)

茯苓　茯神　远志　人参　菖蒲　龙齿

〔六〕保和丸(《丹溪心法》)

山楂　神曲　莱菔子　茯苓　陈皮　连翘　半夏

〔七〕温胆汤

方见"心悸、怔忡"。

〔八〕平胃散(《太平惠民和剂局方》)

陈皮　厚朴　苍术　甘草

〔九〕六君子汤

方见"痰饮"。

〔十〕理中丸(《伤寒论》)

人参　白术　干姜　炙甘草

〔十一〕补中益气汤

方见"喘哮"。

十三、厥 证

厥证原因痰食气，　　　　　恼怒气逆或元虚，
卒然昏仆不知人，　　　　　面色苍白肢厥逆，
移时渐苏为吉候，　　　　　厥而不复死有期。

厥证初发关格闭，　　　　　速用搐鼻散取嚏〔一〕，
或针人中内关穴，　　　　　或审虚实施药力。
实则口噤气息粗，　　　　　灌服苏合丸与玉枢丹〔二〕。
虚则口张气息微，　　　　　参附汤煎急灌服〔三〕。
气阴大亏脉数细，　　　　　汗出肢热生脉主〔四〕。
厥回人苏当细审，　　　　　实则攻之虚宜补。

寒厥寒盛肢厥冷，　　　　　舌淡紫青脉迟沉，
四逆汤熟附干姜草〔五〕，　　脉微欲绝用人参。

热厥毒陷内热炽，　　　　　胸腹灼热脉数细，
溲赤口渴苔燥黄，　　　　　白虎汤知膏草米〔六〕。
兼服牛黄丸或紫雪丹〔七〕，　开窍醒脑宁神志。

气虚之厥气息微，　　　　　病起惊恐与劳累，
面色苍白汗出多，　　　　　脉多沉细用独参汤〔八〕。
张氏直指大气陷，　　　　　升陷汤治见识深〔九〕，

黄芪知母升柴桔，　　　　　　萸肉人参两味增。

气实之厥肝气郁，　　　　　　口噤握拳脉伏沉，
肢厥气粗苔薄白，　　　　　　五磨_饮沉木乌枳槟[十]。

血虚之厥失血多，　　　　　　肢颤口张面苍白，
自汗息微舌质淡，　　　　　　脉细无力手足热，
先服独参救危急，　　　　　　续进养荣_汤补气血[十一]，
参芪术苓姜枣草，　　　　　　远味桂陈地归芍。

血实之厥暴怒因，　　　　　　血随气逆突发昏，
面赤舌红唇青紫，　　　　　　牙关紧闭脉弦沉，
通瘀煎归乌楂红[十二]，　　　　香附青皮木香寻。

痰厥皆因痰湿盛，　　　　　　呕吐痰涎喉有声，
舌苔厚腻脉沉滑，　　　　　　导痰_汤枳_实南星入二陈_汤[十三]。

食厥多在饱食后，　　　　　　脘腹胀满便不行，
脉象滑实神术散[十四]，　　　　朴草藿砂苍术陈。
厥回消积保和丸[十五]，　　　　甚则大黄枳实增。

厥证附方

〔一〕搐鼻散（《医学心悟》）

细辛　皂角　半夏

〔二〕苏合香丸和玉枢丹，均为市售成药。

〔三〕参附汤

方见"喘哮"。

〔四〕生脉散

方见"喘哮"。

〔五〕四逆汤(《伤寒论》)

附子　干姜　炙甘草

此方加人参，为四逆加人参汤。

〔六〕白虎汤(《伤寒论》)

石膏　知母　炙甘草　粳米

〔七〕牛黄丸和紫雪丹

市售成药。

〔八〕独参汤(《十药神书》)

人参

〔九〕升陷汤(《医学衷中参西录》)

黄芪　知母　升麻　柴胡　桔梗

〔十〕五磨饮子(《医方考》)

乌药　沉香　槟榔　枳实　木香

〔十一〕人参养荣汤(《三因极一病证方论》)

人参　黄芪　白术　茯苓　炙甘草　当归　白芍　熟地黄　陈皮　桂心
五味子　远志　生姜　大枣

〔十二〕通瘀煎(《景岳全书》)

当归尾　山楂　香附　红花　乌药　青皮　木香　泽泻

〔十三〕导痰汤(《济生方》)

半夏　橘红　茯苓　枳实　天南星　炙甘草　即二陈汤加枳实、天南星

〔十四〕神术散(《医学心悟》)

苍术　陈皮　厚朴　藿香　砂仁　炙甘草

〔十五〕保和丸

方见"不寐"。

十四、痫 证

痫风昏跌口吐涎，　　　　原因惊恐伤肾肝，
或为脾虚痰瘀络，　　　　母腹受惊亦有然。
发无定时声怪异，　　　　口噤抽搐面白惨，
遗时自醒乏无力，　　　　当分虚实治无偏。

痫证初发实居多，　　　　舌苔薄腻脉滑弦，
目瞪直视不知人，　　　　风痰壅盛使之然，
定痫_丸天麻胆贝陈〔一〕，　　丹参二茯竹沥蚕，
辰砂琥珀石菖蒲，　　　　麦冬全蝎远志看。
胸闷气郁加香_附郁_金，　　火盛胆草与川连，
体壮便秘用大黄，　　　　顽痰涌盛吐当先。

痫久不愈元气衰，　　　　病发声嘶手足颤，
昏沉嗜卧不知人，　　　　醒后神疲并昏眩，
偏于脾虚纳食少，　　　　痰多苔薄六君煎〔二〕。
腰酸肢软肝肾虚，　　　　河车_丸二参二茯远〔三〕，
加入_白术_炙草甘枸杞，　　_炙首乌橘红一起煎，
惊加枣仁琥珀磁_石，　　虚烦舌红麦_冬生地_龟板。

痫证附方

〔一〕**定痫丸**(《医学心悟》)

天麻　川贝母　胆南星　半夏　陈皮　茯苓　茯神　丹参　麦冬　石菖蒲
远志　全蝎　僵蚕　琥珀　辰砂　用竹沥、姜汁、甘草熬膏和药为丸，辰砂
为衣，如弹子大。

〔二〕**六君子汤**

方见"痰饮"。

〔三〕**河车丸**(《医学心悟》)

紫河车　茯苓　茯神　远志　人参　丹参

十五、癫 狂

癫乃重阴狂重阳，　　　癫狂之证有分详，
痰气郁结癫始发，　　　神志滞呆语无常，
狂则怒骂多不卧，　　　目直气郁痰火旺。

精神抑郁痰气结，　　　悲喜无常是为癫，
食少苔腻脉弦滑，　　　温胆汤用莫迟延〔一〕，
更入胆星石菖蒲，　　　磁石郁金远志添。

癫证久发心脾虚，　　　神思恍惚心惊悸，
体困肢乏悲欲哭，　　　食衰舌淡脉无力，
养心汤归人参草〔二〕，　五味川芎远志芪，
肉桂柏子酸枣仁，　　　茯苓茯神半夏曲。

郁久生热痰火旺，　　　叫骂不休突发狂，
弃衣裸体食寝废，　　　脉弦滑数面赤扬，
生铁落饮煎汤服〔三〕，　二冬二茯翘远菖，
钩藤辰砂胆星贝，　　　橘红玄参丹参帮。
甚则兼服白金丸〔四〕，　郁金白矾为丸尝，
神志稍清温胆汤，　　　清热化痰安神良，
续服朱砂安神丸〔五〕，　辰砂甘草地连当。

癫狂附方

〔一〕**温胆汤**

方见"心悸、怔忡"。

〔二〕**养心汤**(《证治准绳》)

肉桂　当归　人参　黄芪　茯苓　茯神　川芎　炙甘草　半夏曲　柏子仁　酸枣仁　五味子　远志　生姜　大枣

〔三〕**生铁落饮**(《医学心悟》)

天冬　麦冬　生铁落　贝母　胆南星　橘红　远志　连翘　石菖蒲　茯苓　茯神　玄参　钩藤　丹参　辰砂

〔四〕**白金丸**(《本事方》)

白矾　郁金

〔五〕**朱砂安神丸**(《医学发明》)

黄连　生地黄　当归　朱砂　炙甘草

十六、头 痛

头痛内伤与外感， 外感邪风热湿寒，
内伤气血与肾虚， 阳亢血瘀痰浊干。

风寒头痛恶风寒， 甚则痛与项背连，
舌苔薄白脉浮紧， 疏风散寒川芎茶调散〔一〕，
羌活细辛荆防芷， 薄荷甘草茶调鲜。

风热头痛脉浮数， 发热恶风咽痛干，
头目胀痛苔薄黄， 芎芷石膏汤可煎〔二〕，
菊花藁本与羌活， 热甚黄芩山栀薄荷添。

风湿头痛痛而重， 胸闷纳呆体困倦，
挟寒苔白多滑腻， 祛风除湿神术散〔三〕。
挟热苔黄清空膏〔四〕， 柴羌芎防草芩连。

气虚头痛痛绵绵， 体倦无力兼恶寒，
脉细苔淡补中益气汤〔五〕， 川芎细辛蔓荆添。

血虚头痛头晕眩， 面唇无华悸不安，
脉多虚涩四物汤〔六〕， 当归川芎芍地煎，

少加蔓荆细辛_甘草，　　　　川芎宜多知_{母黄}柏添。

肾虚头痛脑虚空，　　　　耳鸣眩晕腰膝酸，
脉多细数阴虚证，　　　　遗精带下舌红看，
大补元煎参归草[七]，　　黄地杜仲枸杞山。
阳痿早泄舌质淡，　　　　畏寒足冷精神减，
脉沉而紧肾阳虚，　　　　温阳补肾右归丸[八]，
桂附鹿胶地萸归，　　　　枸杞杜丝山药煎。

肝阳头痛痛而眩，　　　　口苦胁痛心躁烦，
脉弦有力卧不宁，　　　　镇肝熄风汤独擅[九]，
龙牡龟芍赭膝麦，　　　　茵陈玄参冬草楝，
热渴石膏痰胆星，　　　　尺脉按虚_熟地_山萸参。

痰厥头痛胸膈满，　　　　头痛眩晕脉滑弦，
呕吐痰涎苔白腻，　　　　半术天麻_汤陈茯甘[十]。

血瘀头痛久不愈，　　　　痛定不移锥刺般，
舌质紫暗脉涩见，　　　　通窍活血汤加减[十一]，
芎芍桃红老葱麝，　　　　黄酒姜枣同煎咽，
气虚加_黄芪血_当归_生地，　　痛甚蜈_蚣蝎地龙添。

头痛附方

〔一〕川芎茶调散(《和剂局方》)

川芎　羌活　细辛　荆芥　防风　白芷　薄荷　甘草

〔二〕芎芷石膏汤(《医宗金鉴》)

川芎　白芷　石膏　菊花　藁本　羌活

〔三〕神术散

方见"厥证"。

〔四〕清空膏(《脾胃论》)

柴胡　羌活　川芎　防风　甘草　黄连　黄芩

〔五〕补中益气汤

方见"喘哮"。

〔六〕四物汤(《仙授理伤续断秘方》)

川芎　当归　白芍　熟地黄

〔七〕大补元煎(《景岳全书》)

人参　山萸肉　山药　熟地黄　杜仲　当归　炙甘草　枸杞子

〔八〕右归丸(《景岳全书》)

熟地黄　山药　山茱萸　枸杞子　杜仲　菟丝子　附子　肉桂　当归　鹿角胶

〔九〕镇肝熄风汤(《医学衷中参西录》)

生赭石　怀牛膝　生龙骨　生牡蛎　生杭芍　玄参　生龟板　生麦芽　茵陈
川楝子　甘草　天冬

〔十〕半夏白术天麻汤(《医学心悟》)

半夏　白术　天麻　橘红　茯苓　甘草　生姜　大枣

〔十一〕通窍活血汤(《医林改错》)

川芎　桃仁　红花　赤芍　老葱　麝香　生姜　大枣　黄酒

十七、眩 晕

眩晕阳亢风火煽，　　　　　　肾精虚亏气血偏，
脾虚不运痰浊滞，　　　　　　本虚标实审的端。

肝阳上亢头眩晕，　　　　　　耳鸣烦怒口苦干，
头痛脑涨脉弦数，　　　　　　镇肝熄风汤加减[一]，
面赤目红火上炎，　　　　　　丹皮胆草山栀添。

肾精虚亏腰膝酸，　　　　　　遗精耳鸣精神减，
偏于阳虚脉沉细，　　　　　　肢冷舌淡右归丸[二]。
偏于阴虚脉细数，　　　　　　五心烦热头空眩，
舌质光红左归丸[三]，　　　　　地黄枸杞菟淮山，
龟鹿二胶与牛膝，　　　　　　滋阴补肾病易痊。

气血不足神疲乏，　　　　　　眩晕心悸并少眠，
舌淡脉细肤不润，　　　　　　面色唇甲少华颜，
补益心脾归脾汤[四]，　　　　　形寒肢冷干姜肉桂添，
气虚血脱脉微弱，　　　　　　参附龙牡汤救危难[五]。

痰湿中阻头重眩，　　　　　　胸脘痞闷脉滑濡，
恶心欲吐苔白腻，　　　　　　半术天麻汤加减[六]。
痰郁化火苔黄腻，　　　　　　口苦心烦脉滑弦，

头目胀痛温胆汤[七]，　　　　　　增入栀芩与黄连。

眩晕附方

〔一〕镇肝熄风汤

方见"头痛"。

〔二〕右归丸

方见"头痛"。

〔三〕左归丸(《景岳全书》)

大熟地　菟丝子　山药　山萸肉　枸杞子　鹿角胶　龟板胶　川牛膝

〔四〕归脾汤

方见"自汗、盗汗"。

〔五〕参附龙牡救逆汤(《世医得效方》)

人参　炮附片　生龙骨　生牡蛎

〔六〕半夏白术天麻汤

方见"头痛"。

〔七〕温胆汤

方见"心悸、怔忡"。

十八、中 风

中风体虚痰浊壅，火盛阴虚内外风。
突然仆倒人昏迷，语言不利身不仁。
当分中络经腑脏，更别闭脱阳与阴。
舍风非治穷病本，审证查脉起疴沉。

经络中者语言涩，肢体麻木口流涎。
半身不遂口眼斜，脉浮弦滑发热寒。
疏风通络兼活血，大秦艽汤归芍甘[一]。
二地二活防苓芷，膏芎芩术细辛煎。
头痛眩晕并耳鸣，阴亏火旺脉数弦。
舌强言謇舌质红，镇肝熄风汤莫迟延[二]。

脏腑中者突发昏，重则鼾睡醒则轻。
若逢阳闭手紧握，躁扰面赤牙关紧。
脉滑弦数苔腻黄，辛凉开窍至宝丹品[三]。
醒后汤用羚羊角[四]，枯草丹皮地决明。
龟板柴芍蝉薄菊，滋阴潜阳风木清。
搐加全蝎蜈蚣与僵蚕，痰加竹黄竹沥胆星。
阴闭面白唇紫暗，静而不烦肢不温。
舌苔白腻脉沉滑，苏合香丸灌服灵[五]。
醒后导痰汤加僵蚕[六]，天麻菖蒲与郁金。

脱证目合并口开，　　　　手撒遗尿体软瘫，

汗出肢冷脉细弱，　　　　参附龙骨牡蛎汤煎〔七〕。

肾阴大亏虚阳浮，　　　　面赤足冷与虚烦，

地黄饮子急进服〔八〕，　　桂附麦味巴戟远，

菖蒲苁蓉苓斛萸，　　　　滋阴温阳固肾元。

卒中救治诸证减，　　　　半身不遂仍缠绵，

气虚补阳还五汤〔九〕，　　地龙归芎黄芪验，

红花赤芍与桃仁，　　　　配服成药活络丹。

偏于血虚用四物汤〔十〕，　　加入地龙并僵蚕，

红花丹皮天麻共，　　　　活血祛风病易痊。

言语不利痰壅阻，　　　　宣窍除痰解语丹〔十一〕，

白附木香羌菖草，　　　　天麻全蝎远志南。

口眼㖞斜白附子，　　　　全虫僵蚕牵正散〔十二〕。

中风附方

〔一〕大秦艽汤（《素问病机今宜保命集》）

秦艽　石膏　甘草　川芎　当归　芍药　羌活　防风　独活　黄芩　白芷
生地黄　熟地黄　白术　茯苓　细辛

〔二〕镇肝熄风汤

方见"头痛"。

〔三〕至宝丹

市售成药。

〔四〕羚羊角汤（《医醇剩义》）

羚羊角　龟板　生地黄　牡丹皮　白芍　柴胡　薄荷　石决明　蝉衣　菊花
夏枯草　红枣

〔五〕苏合香丸

市售成药。

〔六〕导痰汤

方见"厥证"。

〔七〕参附龙牡救逆汤

方见"眩晕"。

〔八〕地黄饮子（《黄帝素问宣明论方》）

熟地黄　麦冬　五味子　山茱萸　官桂　肉苁蓉　附子　巴戟天　石菖蒲
远志　白茯苓　石斛

〔九〕补阳还五汤（《医林改错》）

黄芪　川芎　当归尾　桃仁　红花　地龙　赤芍

〔十〕四物汤

方见"头痛"。

〔十一〕解语丹（《医学心悟》）

白附子　石菖蒲　远志　天麻　甘草　全蝎　羌活　胆南星　木香

〔十二〕牵正散（《杨氏家藏方》）

白附子　白僵蚕　全蝎

十九、破伤风

破伤亡血伤筋脉，　　　　　体虚风邪火毒干，
筋脉拘急牙关紧，　　　　　毒气攻心病难痊。

破伤风证初恶寒，　　　　　发热抽搐并痉挛，
牙关紧闭面苦笑，　　　　　玉真散服莫迟延〔一〕，
羌活防风白附子，　　　　　南星天麻白芷掺，
或用五虎追风散〔二〕，　　天麻蝉蝎僵蚕南。

病势渐甚毒入里，　　　　　频频抽搐角弓反张，
呼吸急促汗不止，　　　　　木瓜吴萸汤蚕蝉胆星防〔三〕，
胆汁蒺藜天麻桂，　　　　　藁本全蝎朱雄黄，
初起雄朱蒺藜减，　　　　　荆芥细辛白芷羌活帮。
发痉甚者毒入里，　　　　　桂枝蝉衣不堪尝，
增入蜈蚣巴豆霜，　　　　　痰甚更入麝竺黄，
体虚归芪芎白芍，　　　　　小儿真珠钩藤帮。

邪毒隐伏正欲脱，　　　　　高热脉乱或紧沉，
急用参附救危难，　　　　　热退搐减是为生。
邪退正虚脉软弱，　　　　　当归地黄汤细辛〔四〕，
藁本芎芍防风芷，　　　　　参芪杜仲牛膝增。

破伤风附方

〔一〕玉真散(《外科正宗》)

羌活　防风　白附子　天南星　天麻　白芷

〔二〕五虎追风散(《晋南史全恩家传方》)

蝉衣　胆南星　天麻　全蝎　僵蚕

〔三〕木萸汤(《广东中医》1957年第5期。)

川木瓜　吴茱萸　防风　全蝎　蝉衣　天麻　僵蚕　胆南星　藁本　桂枝

蒺藜　朱砂　雄黄　猪胆汁

〔四〕当归地黄汤(《中医内科学,上海中医学院主编,上海人民出版社1972年第1版》)

当归　地黄　白芍　川芎　防风　白芷　藁本　细辛

二十、呃 逆

气逆冲上呃声频，　　　　源出胃腑责阳明，
平人偶作知无妨，　　　　病后发呃却堪惊，
审其虚实辨寒热，　　　　补攻温清用需真。

实呃声响形气壮，　　　　脉来有力痰食殃，
偏寒脘闷脉缓迟，　　　　丁香柿蒂汤参与姜〔一〕，
寒甚肉桂与吴萸，　　　　痰滞枳朴陈皮良。

偏热烦渴便赤难，　　　　脉象滑数舌苔黄，
方用竹叶石膏汤〔二〕，　　参麦夏草粳米尝，
酌加柿蒂与竹茹，　　　　便闭热结入芒硝大黄。

虚呃声微形气弱，　　　　脉沉阳虚或阴伤，
阳虚食少体困倦，　　　　四肢不温面色苍，
旋覆代赭汤人参〔三〕，　　半夏甘草枣与姜，
大便溏薄加附子，　　　　丁香干姜白术可温阳。
胃阴不足烦燥渴，　　　　脉多细数舌红绛，
生津养胃益胃汤〔四〕，　　沙麦玉竹地冰糖，
或加石斛枇杷叶，　　　　柿蒂刀豆可同尝，
胃气大虚食不思，　　　　橘皮竹茹汤参草姜〔五〕。

呃逆附方

〔一〕丁香柿蒂汤(《症因脉治》)

丁香　柿蒂　人参　生姜

〔二〕竹叶石膏汤(《伤寒论》)

竹叶　石膏　麦冬　半夏　人参　甘草　粳米

〔三〕旋覆代赭汤(《伤寒论》)

旋覆花　人参　代赭石　半夏　炙甘草　生姜　大枣

〔四〕益胃汤(《温病条辨》)

沙参　麦冬　生地黄　玉竹　冰糖

〔五〕橘皮竹茹汤(《金匮要略》)

人参　橘皮　竹茹　甘草　生姜　大枣

二十一、噎膈、反胃

食难下咽是为噎，食入即吐号为膈，

朝食暮吐称反胃，反胃寒虚膈热结，

噎膈之证初始成，津伤血结气食凝，

舌红苔薄脉涩见，哽噎不顺或痛疼，

解郁润燥启膈散〔一〕，沙参丹参川贝苓，

郁金荷蒂砂仁壳，米糠一撮为引行。

气郁痰聚胸脘闷，痰食俱出气逆生，

降气化痰代赭入，橘红杷叶旋覆增，

火化阴伤竹沥添，姜汁麦冬并芦根。

病久津枯瘀血甚，舌紫脉涩胸脘疼，

水饮可入食难下，去瘀破血兼养阴，

通幽汤用归红花〔二〕，二地升麻甘桃仁，

吐血便黑参三七，藕节韭汁一同行。

大便羊矢坚而涩，上方更加火麻仁，

蒌仁蜂蜜牛羊乳，润肺滋燥并生津。

气虚阳微食不下，面浮足肿吐涎清，

形寒气短兼腹胀，脉细而弱运脾汤灵〔三〕，

参芪术甘半夏曲，砂仁茯苓姜枣陈。

饮食入胃难下行，　　　　良久吐出反胃生，

反复发作形消瘦，　　　　脾胃虚寒病所因，

脉缓寒微苔白滑，　　　　吴萸汤用姜枣参[四]。

病甚丁香透膈散[五]，　　　白术香附与人参，

丁香木香砂仁蔻，　　　　麦芽炙草神曲并。

舌红而干脉虚数，　　　　吐多气耗并伤津，

大半夏汤参白蜜[六]，　　　益气润燥津乃生。

久吐不愈阴液亏，　　　　形消体瘦肤不润，

舌红少苔宜润燥，　　　　大半夏汤并五汁饮[七]，

荸荠鲜梨麦冬汁，　　　　鲜藕甘蔗或苇根。

脾肾阳衰肢冷寒，　　　　舌质淡白脉细沉，

方用附子理中丸[八]，　　　吴萸丁香肉桂增。

噎嗝、反胃附方

〔一〕启膈散（《医学心悟》）

砂仁壳　荷叶蒂　沙参　茯苓　丹参　川贝母　郁金　杵头糠

〔二〕通幽汤（《兰室秘藏》）

生地黄　熟地黄　桃仁　红花　当归　炙甘草　升麻

〔三〕补气运脾汤（《统旨方》）

人参　白术　茯苓　甘草　黄芪　陈皮　砂仁　生姜　大枣　半夏曲

〔四〕吴茱萸汤（《金匮要略》）

吴茱萸　人参　生姜　大枣

〔五〕丁香透膈散（《太平惠民和剂局方》）

白术　香附　人参　砂仁　丁香　麦芽　木香　白蔻　神曲　炙甘草

〔六〕大半夏汤(《金匮要略》)

半夏　人参　白蜜

〔七〕五汁饮(《温病条辨》)

梨汁　荸荠汁　麦冬汁　鲜藕汁(或用蔗汁)　鲜苇根汁

〔八〕附子理中丸(《阎氏小儿方论》)

附子　人参　干姜　甘草　白术

二十二、呕 吐

呕吐胃气逆上行，　　　寒呕热呕虚实分，
实证呕吐外邪侵，　　　气郁食滞亦同名，
虚证呕吐胃气虚，　　　胃阴不足病始生。

风寒外袭呕吐作，　　　寒热头痛舌苔薄，
方用藿香正气散〔一〕，　挟暑烦渴竹茹黄连添。

食滞呕吐食不思，　　　胸脘胀满舌苔腻，
嗳腐吞酸脉多滑，　　　保和丸方加减之〔二〕。
饮食久滞湿热生，　　　食已即吐苔黄腻，
口臭烦热脉滑数，　　　大黄黄连陈皮依，
痰饮上泛头晕眩，　　　茯苓白术生姜半夏一同施。

气郁胸胁多胀满，　　　甚则作痛脉多弦，
左金丸用连吴萸〔三〕，　香附郁金青皮柴胡添。

胃气虚弱食难化，　　　经常呕吐神疲倦，
舌淡苔薄脉虚弱，　　　香砂六君汤可煎〔四〕，
人参白术姜茯苓，　　　木香砂仁夏陈甘，
病久阳虚肢畏寒，　　　大便溏薄姜附添。
胃阴不足脉细数，　　　舌质光红咽躁干，

麦门冬汤夏宜少[五]，　　　　　烦渴竹叶石膏掺。

呕吐附方

（一）藿香正气散

方见"感冒"。

（二）保和丸

方见"不寐"。

（三）左金丸（《丹溪心法》）

黄连　吴茱萸

（四）香砂六君子汤（《古今名医方论》）

木香　砂仁　人参　半夏　白术　茯苓　陈皮　甘草　生姜

（五）麦门冬汤

方见"肺痿"。

二十三、胃脘痛

胃痛因寒热气虚，　　　更兼食滞与血瘀，
古言心痛多属胃，　　　真心痛甚却难医。

胃冷寒痛痛喜按，　　　饮热呕恶肢冷寒，
脉沉弦迟苔白腻，　　　散寒温中良附丸〔一〕。

积热在胃热痛作，　　　痛时拒按渴热烦，
二便不爽脉数大，　　　左金丸用吴萸连。

木郁克土痛胃脘，　　　痛连两胁多胀满，
嗳气矢气苔薄腻，　　　饮食不思脉小弦，
方用沉香降气散〔二〕，　香砂元胡甘草楝。
气郁化火脉数弦，　　　口干苔黄呕苦酸，
化肝煎栀芍青陈〔三〕，　泽泻贝母与牡丹。

病久伤阴舌光红，　　　滋水清肝一贯煎〔四〕，
杞麦沙参归地楝，　　　增入山栀与牡丹。
中气虚弱饥则痛，　　　得食则缓并畏寒，
舌淡苔白脉沉细，　　　时轻时重久缠绵，
黄芪建中汤桂枝〔五〕，　姜枣白芍炙草煎。
病甚呕吐与下血，　　　方加阿胶姜炮鲜。

食滞胃痛胀拒按，　　　　食则痛甚便且难，
嗳气吞酸脉多滑，　　　　消导行气保和丸〔六〕。

血瘀刺痛不可按，　　　　脉涩有力下黑便，
手拈散用延胡索〔七〕，　　草果没药五灵煎。
甚则桃核承气汤〔八〕，　　芒硝大黄桂枝甘。

胃脘痛附方

〔一〕良附丸（《良方集腋》）

高良姜　香附子

〔二〕沉香降气散（《张氏医通》）

沉香　砂仁　炙甘草　香附　延胡索　川楝子

（三）化肝煎（《景岳全书》）

青皮　陈皮　芍药　牡丹皮　栀子　泽泻　贝母

（四）一贯煎（《续名医类案》）

北沙参　当归身　麦冬　生地黄　枸杞子　川楝子

（五）黄芪建中汤（《金匮要略》）

黄芪　桂枝　芍药　炙甘草　生姜　大枣　饴糖

〔六〕保和丸

方见"不寐"。

〔七〕手拈散（《是斋百选方》）

延胡索　五灵脂　草果　没药

〔八〕桃核承气汤（《伤寒论》）

桃仁　芒硝　桂枝　大黄　炙甘草

二十四、腹 痛

腹痛寒积伤生冷，　　　脾阳虚衰食内停，
气滞血郁皆作痛，　　　病多寒证细审明。

寒积腹痛病发急，　　　脉多沉迟或紧弦，
温中散寒良附丸〔一〕，　甚则用大乌头煎〔二〕。

虚寒腹痛痛喜按，　　　时作时止痛绵绵，
舌淡苔白脉沉细，　　　建中汤理中汤随证拈〔三〕、〔四〕，
小建中汤桂芍饴糖，　　生姜大枣甘草煎。

食积腹痛胀拒按，　　　恶寒嗳腐与吞酸，
苔腻脉滑痛即泄，　　　泄后痛减保和丸〔五〕。
积久化热苔腻黄，　　　脉实有力腹痛满，
大便不通三物汤〔六〕，　厚朴大黄枳实煎。

气滞胸腹多胀满，　　　嗳气呕逆脉沉弦，
矢气痛减恼怒剧，　　　方用木香顺气散〔七〕，
香附枳朴芎桂苍，　　　乌药砂仁青陈甘。

血瘀刺痛定不移，　　　大便黑色脉涩弦，
舌质紫暗经块多，　　　少腹逐瘀汤可煎〔八〕，

元胡归芎没芍桂，　　　　　灵脂薄黄姜茴拈。

下焦受寒少腹疼，　　　　　厥阴之气失疏散，
冷痛拘急脉沉紧，　　　　　暖肝煎苓桂乌看[九]，
归茴枸杞姜沉香，　　　　　寒甚吴萸附子干姜添。

腹痛附方

〔一〕良附丸
方见"胃脘痛"。

〔二〕大乌头煎(《金匮要略》)
乌头　蜜

〔三〕小建中汤(《伤寒论》)
桂枝　芍药　甘草　生姜　大枣　饴糖

〔四〕理中汤
方见"不寐"。

〔五〕保和丸
方见"不寐"。

〔六〕厚朴三物汤(《金匮要略》)
厚朴　大黄　枳实

〔七〕木香顺气散(《沈氏尊生书》)
木香　香附　枳壳　厚朴　川芎　桂心　苍术　乌药　砂仁　青皮　陈皮
甘草

〔八〕少腹逐瘀汤(《医林改错》)
当归　川芎　赤芍　官桂　五灵脂　延胡索　蒲黄　没药　干姜　小茴香

〔九〕暖肝煎(《景岳全书》)
肉桂　当归　乌药　茯苓　枸杞子　沉香　小茴香　生姜

二十五、泄泻

泄泻暴泻久泻辨，　　　暴泻属实久虚看，
脾胃失运湿作祟，　　　外感内伤有热寒。

风寒外袭腹鸣痛，　　　寒热头疼肢痛酸，
脉浮苔白粪便稀，　　　疏风散寒_{荆防}败毒散〔一〕。
脾胃湿重痛绵绵，　　　胸闷纳呆藿正散〔二〕。

暴注下迫湿热盛，　　　溲赤腹痛渴热烦，
脉见滑数苔腻黄，　　　葛根芩连汤用甘〔三〕。
夏伤暑湿尿短赤，　　　泄泻如水并自汗，
烦渴面垢脉濡数，　　　加味天水_散药滑甘〔四〕。

伤食泄泻腹痛胀，　　　泻后痛减脉滑弦，
嗳气恶食或呕吐，　　　便黏异臭保和丸〔五〕。
甚则枳实导滞丸〔六〕，　　泽术苓曲军_{大黄（后同）}芩连。

土虚木乘痛即泻，　　　泻后仍痛脉沉弦，
胸胁胀痛苔薄腻，　　　扶土抑木病易痊，
痛泻要方防风芍〔七〕，　　白术陈皮四味看。

脾虚湿困面萎黄，　　　溏泻时作神疲倦，

舌淡苔滑脉缓弱，　　　　　　　方用参苓白术散[八]，
扁豆莲肉砂苡仁，　　　　　　　桔梗甘草与淮山。

肾阳不振脉沉细，　　　　　　　四肢逆冷舌白淡，
黎明痛泻四神丸[九]，　　　　　故纸吴萸蔻味煎。

久泻不止气下陷，　　　　　　　脱肛乏力补中丸[十]。
或用诃子赤石脂，　　　　　　　乌梅余粮固涩焉。

泄泻附方

〔一〕荆防败毒散
方见"感冒"。

〔二〕藿香正气散
方见"感冒"。

〔三〕葛根黄芩黄连汤（《伤寒论》）
葛根　黄芩　黄连　甘草

〔四〕加味天水散（《医学衷中参西录》）
山药　滑石　甘草

〔五〕保和丸
方见"不寐"。

〔六〕枳实导滞丸（《内外伤辨惑论》）
枳实　白术　茯苓　黄芩　黄连　大黄　泽泻　神曲

〔七〕痛泻要方（《医学正传》引刘草窗方）
防风　白术　白芍　陈皮

〔八〕参苓白术散（《太平惠民和剂局方》）
白扁豆　白茯苓　人参　白术　山药　炙甘草　莲子肉　桔梗　薏苡仁
缩砂仁

〔九〕四神丸(《内科摘要》)

补骨脂　五味子　肉豆蔻　吴茱萸

〔十〕补中益气汤

方见"喘哮"。

二十六、痢疾

痢因食滞伤生冷，　　　　　　外感风暑湿气蒸，
下多赤白或黏腻，　　　　　　里急后重腹窘疼。

湿热之痢脉滑数，　　　　　　口苦胸闷苔腻黄，
便多赤白肛灼热，　　　　　　小便短赤宜清凉，
芍药汤连芩桂甘〔一〕，　　　当归木香槟大黄。
恶寒发热证兼表，　　　　　　荆防葛根增之良。
倘若表解痢未止，　　　　　　病轻香连丸可尝〔二〕。
若见腹痛并拒按，　　　　　　枳实导滞丸是良方〔三〕。

痢下脓血热毒重，　　　　　　腹疼里急热渴张，
头痛烦躁脉数细，　　　　　　白头翁汤秦连柏帮〔四〕，
增入赤芍金银花，　　　　　　地榆丹皮合一方。
甚则昏谵与痉厥，　　　　　　舌质红绛苔糙黄，
热毒入营病危急，　　　　　　紫雪安宫力能攘〔五〕。
呕而不食噤口痢，　　　　　　开噤散服即安康〔六〕，
人参丹参连茯陈，　　　　　　荷蒂瓜子米莲菖，
若加酒军半夏效更著，　　　　阴亏麦冬石斛沙参尝。

寒湿之痢来势缓，　　　　　　胸闷痢下白腻黏，
不换金正气散苍藿〔七〕，　　厚朴陈半姜枣甘。

滑脱不禁中阳虚，　　　　　神疲肢冷真人养脏汤煎〔八〕，

归芍参术木香桂，　　　　　呵子粟壳肉蔻甘。

气虚黄芪升麻加，　　　　　阳虚脉沉附子添。

久痢不愈脾胃伤，　　　　　脉濡虚大舌质淡，

寒热虚实相错杂，　　　　　湿热未清久缠绵，

温中行滞温脾汤〔九〕，　　参附姜归硝黄甘。

湿热未尽阴血亏，　　　　　潮热舌红与口干，

清热化浊驻车丸〔十〕，　　阿胶当归姜黄连。

痢疾附方

〔一〕芍药汤（《素问病机气宜保命集》）

芍药　黄芩　黄连　当归　肉桂　槟榔　木香　大黄　甘草

〔二〕香连丸（《太平惠民和剂局方》）

黄连　木香

〔三〕枳实导滞丸

方见"泄泻"。

〔四〕白头翁汤（《伤寒论》）

白头翁　秦皮　黄连　黄柏

〔五〕紫雪丹、安宫牛黄丸

市售成药。

〔六〕开噤散（《医学心悟》）

人参　黄连　石菖蒲　丹参　石莲子　茯苓　陈皮　冬瓜子　荷叶蒂　陈米

〔七〕不换金正气散（《太平惠民各剂局方》）

陈皮　厚朴　苍术　半夏　藿香　甘草　生姜　大枣

〔八〕真人养脏汤（《太平惠民各剂局方》）

诃子　罂粟壳　肉豆蔻　当归　白术　白芍　人参　木香　官桂　炙甘草

〔九〕温脾汤(《备急千金要方》)

人参　甘草　干姜　附子　大黄　当归　芒硝

〔十〕驻车丸(《备急千金要方》)

黄连　阿胶　当归　干姜

二十七、霍 乱

心腹疼痛吐泻频，
病起仓促霍乱名，
夏秋之季多患此，
外感暑湿内生冷，
玉枢丹行军散急救服〔一〕，
继则施治辨证真。

暑湿壅遏腹忽痛，
吐泻胸闷头昏眩，
四肢酸重渴不饮，
发热苔腻脉虚软，
芳香化浊藿香正气散〔二〕，
加入香薷鲜佩兰。
暑热偏盛口烦渴，
小便热赤吐腐酸，
泻下热臭苔黄腻，
清暑化积病可痊，
霍正散中减芷术，
加入枳实与川连。

寒湿内盛吐泻频，
形寒肢冷大顺散〔三〕，
肉桂干姜杏仁草，
散寒燥湿自安然。
吐泻不止肢冷厥，
急救回阳汤可煎〔四〕，
参附姜术桃红草，
温中扶阳救危难。

浊邪内闭中阳遏，
腹中绞痛躁闷烦，
吐泻不出脉沉伏，
面青肢厥出冷汗，
烧盐探吐或刮痧，
然后继服辟瘟丹〔五〕，
进而温通厚朴汤〔六〕，
良姜枳槟硝黄煎。

霍乱附方

〔一〕玉枢丹、行军散

市售成药。

〔二〕藿香正气散

方见"感冒"。

〔三〕大顺散(《太平惠民和剂局方》)

甘草　干姜　杏仁　肉桂

〔四〕急救回阳汤(《医林改错》)

人参　附子　干姜　白术　桃仁　红花　甘草

〔五〕辟瘟丹

市售成药。

〔六〕厚朴汤(《类证治裁》)

厚朴　枳实　良姜　朴硝　大黄　槟榔

二十八、便 秘

便秘热结伤津液，　　　气滞体弱血气虚，
多日不解便涩艰，　　　通下润补各相宜。

燥热内结便干结，　　　舌苔黄糙脉滑实，
口臭唇疮麻仁丸〔一〕，　厚朴芍杏军枳实。

气滞不行腹胀痛，　　　嗳气脉弦与胸痞，
六磨汤用沉木香〔二〕，　槟榔乌药枳黄居。

气虚气短并自汗，　　　舌苔薄腻脉虚软，
黄芪汤用麻仁陈〔三〕，　益气润肠自安然。

血虚唇白形体瘦，　　　头晕目眩咽燥干，
舌多中剥脉细小，　　　滋阴润燥五仁丸〔四〕，
桃杏松柏郁李陈，　　　二地当归首乌添。

浊阴凝结老人见，　　　别无他证腹喜按，
口和舌淡脉沉迟，　　　温肾通便半硫丸〔五〕，
苁蓉润胀丸治同〔六〕，　沉香麻仁汁丸鲜。

便秘附方

〔一〕麻子仁丸(《伤寒论》)

麻子仁　芍药　枳实　大黄　厚朴　杏仁

〔二〕六磨汤(《世医得效方》)

沉香　木香　槟榔　乌药　枳实　大黄

〔三〕黄芪汤(《金匮翼》)

黄芪　陈皮　麻仁　白蜜

〔四〕五仁丸(《世医得效方》)

桃仁　杏仁　松子仁　柏子仁　郁李仁　陈皮

〔五〕半硫丸(《太平惠民和剂局方》)

半夏　硫黄

〔六〕苁蓉润肠丸(《金匮翼》)

肉苁蓉　沉香　麻仁汁

二十九、肠 痈

气血热湿聚腹中，　　　　右下腹疼肠生痈，
腹皮绷急难转侧，　　　　寒热便秘夹血脓。

肠痈初起脉滑数，　　　　恶心呕吐食不思，
腹痛阵作脓未成，　　　　舌苔黄腻右脚蹉屈，
大黄牡丹汤可用〔一〕，　　桃仁瓜子芒硝依。
泄热去瘀消痈肿，　　　　景岳肠痈方用宜〔二〕，
酒煎红藤午前服，　　　　地丁午后续服之，
服后醉卧莫惊扰，　　　　药效腹痛当渐止。
病势和缓无须攻，　　　　清肠饮方酌情施〔三〕，
银花地榆归麦玄，　　　　黄芩苡仁甘草适。

痈脓已成腹痛剧，　　　　壮热自汗脉数滑，
右腹肿痞日渐增，　　　　散瘀排脓忌攻下，
薏苡汤蒌丹桃芍〔四〕，　　银花公英甘草加。

痈脓已溃腹痛濡，　　　　脓血时下丹皮散〔五〕，
参芪归芍药桃苡仁，　　　芎茯木香桂芷甘。

日久不溃腹微急，　　　　按之疼痛脉数细，
身无大热宜温化，　　　　薏苡附子败酱散〔六〕。

肠痈附方

〔一〕**大黄牡丹汤**（《金匮要略》）

大黄　牡丹皮　桃仁　瓜子　芒硝

〔二〕**肠痈方**（《景岳全书》）

先用红藤一两许，以好酒二碗，煎一碗，午前一服，醉卧之。午后用紫花地丁一两许，亦如前煎服。服后痛必渐止，为效。

〔三〕**清肠饮**（《辨证奇闻》）

金银花　玄参　黄芩　麦冬　地榆　当归　甘草　薏苡仁

〔四〕**薏苡仁汤**（《外科正宗》）

薏苡仁　瓜蒌　牡丹皮　桃仁　白芍

〔五〕**牡丹皮散**（《外科正宗》）

牡丹皮　桃仁　薏苡仁　甘草　赤芍　人参　黄芪　当归　川芎　肉桂
木香　白芷　茯苓

〔六〕**薏苡附子败酱散**（《金匮要略》）

附子　败酱草　薏苡仁

三十、胁 痛

胁痛饮停气血郁，　　　　病关肝经生变异，
气郁似聚倏忽散，　　　　血凝有形坚不移，
血不养肝痛悠悠，　　　　饮停可参悬饮医^注。

肝气郁结胸脘闷，　　　　胁痛而胀少饮食，
苔腻脉弦逍遥散〔一〕，　　柴胡当归白芍施，
苓术薄荷甘草姜，　　　　更加香附郁金青皮。

气郁化火便不畅，　　　　烦热口苦胁痛剧，
舌红苔黄脉弦数，　　　　清肝汤用归柴栀〔二〕，
白芍川芎牡丹皮，　　　　加入元胡金铃子。

血郁之痛胁如刺，　　　　入夜尤甚痛不移，
舌质紫暗脉沉涩，　　　　复元活血汤用之〔三〕，
柴归蒌仁红花草，　　　　山甲大黄桃仁泥。

心烦口干时烦热，　　　　胁肋隐痛肝阴虚，
舌红少苔头晕眩，　　　　脉虚弱细一贯煎施〔四〕。

注：悬饮见（"痰饮"）

胁痛附方

〔一〕逍遥散(《太平惠民各剂局方》)

柴胡　当归　白芍　白术　茯苓　甘草　薄荷　生姜

〔二〕清肝汤(《类证治裁》)

白芍　当归　川芎　山栀　牡丹皮　柴胡

〔三〕复元活血汤(《医学发明》)

柴胡　当归　瓜蒌根　红花　穿山甲　甘草　大黄　桃仁

〔四〕一贯煎

方见"胃脘痛"。

三十一、腰 痛

腰痛寒湿与湿热，
寒湿畏冷得热缓，
闪挫血瘀如针刺，

闪挫血瘀并肾虚，
湿热痛处热可知，
肾虚悠悠腿无力。

寒湿腰痛酸冷疼，
静卧不减苔白腻，
若兼风邪痛不定，
秦艽归芎人参防，
湿热腰痛脉濡数，
加味二妙汤苍柏泽[三]，

转侧不利脉多沉，
甘姜苓术汤用灵[一]。
独活寄生汤地辛[二]，
杜仲膝芍桂草苓。
舌苔黄腻尿短赤，
归乌槟瓜豆姜膝。

血瘀腰痛痛拒按，
脉涩舌紫有瘀斑，
香附桃红灵脂羌，

重则痛剧难侧转，
身痛逐瘀汤归芎煎[四]，
地龙没药膝芎甘。

肾虚腰痛腿膝软，
偏于阳虚腹拘急，
青蛾丸故纸杜胡桃[五]，
偏于阴虚脉数细，
大补阴丸猪脊髓[七]，

遇劳则甚卧则减，
手足不温舌质淡，
病甚右归丸用专[六]。
五心烦热咽燥干，
知柏龟地蜜丸鲜。

腰痛附方

〔一〕**甘姜苓术汤**（《金匮要略》）

甘草　干姜　茯苓　白术

〔二〕**独活寄生汤**（《备急千金要方》）

独活　桑寄生　秦艽　防风　细辛　川芎　当归　地黄　芍药　桂心　茯苓
杜仲　牛膝　人参　甘草

〔三〕**加味二妙汤**（《医宗金鉴》）

黄柏　苍术　牛膝　槟榔　泽泻　木瓜　乌药　当归尾　黑豆　生姜

〔四〕**身痛逐瘀汤**（《医林改错》）

牛膝　地龙　秦艽　羌活　川芎　当归　香附　桃仁　甘草　没药　五灵脂
红花

〔五〕**青娥丸**（《太平惠民和剂局方》）

补骨脂　杜仲　胡桃仁　大蒜头

〔六〕**右归丸**

方见"头痛"。

〔七〕**大补阴丸**（《丹溪心法》）

知母　黄柏　龟板　熟地黄　猪脊髓

三十二、郁 证

气机失和百病生，　　　　郁证总缘七情伤，
忧郁寡欢多患此，　　　　静心宽怀病易康。

肝郁脉弦苔薄腻，　　　　胸闷胁痛脘腹胀，
四逆散柴芍枳草〔一〕，　　郁金青皮香附帮。
肝胃失和嗳气频，　　　　旋覆代赭汤用良〔二〕。
经停脉涩气血瘀，　　　　归尾桃仁郁金丹参商。

气郁化火脉弦数，　　　　耳鸣目赤舌苔黄，
头痛口干便秘结，　　　　丹栀逍遥又当尝〔三〕，
病甚越鞠丸方合〔四〕，　　香附川芎栀曲苍。

痰气郁结脉弦滑，　　　　咽中哽阻不利畅，
半夏厚朴汤可用〔五〕，　　茯苓苏叶与生姜，
痰热偏重脉弦数，　　　　口苦呕恶温胆汤〔六〕。

久郁伤神人恍惚，　　　　悲忧善哭脏躁象，
女子尤多脉细弦，　　　　甘麦大枣汤用良〔七〕，
心悸不寐脉虚软，　　　　舌淡食少归脾汤强〔八〕。

阴虚火旺头眩晕，　　　　心悸少寐烦怒张，

月事不调或梦遗，　　　　滋水清肝是妙方〔九〕，

淮药归芍丹柴泽，　　　　山栀萸苓枣地黄，

腰酸乏力加龟板，　　　　杜仲牛膝一起尝。

郁证附方

〔一〕**四逆散**（《伤寒论》）

柴胡　芍药　枳实　甘草

〔二〕**旋覆代赭汤**

方见"喘哮"。

〔三〕**丹栀逍遥散**

即逍遥散加牡丹皮、山栀。方见"胁痛"。

〔四〕**越鞠丸**（《丹溪心法》）

香附　苍术　川芎　神曲　栀子

〔五〕**半夏厚朴汤**（《金匮要略》）

半夏　厚朴　茯苓　苏叶　生姜

〔六〕**温胆汤**

方见"心悸、怔忡"。

〔七〕**甘麦大枣汤**（《金匮要略》）

甘草　淮小麦　大枣

〔八〕**归脾汤**

方见"自汗、盗汗"。

〔九〕**滋水清肝饮**（《医宗己任篇》）

熟地黄　山萸肉　茯苓　归身　山药　牡丹皮　泽泻　白芍　柴胡　山栀
大枣

三十三、疟 疾

疟犯暑风痰食兼，正邪交争营卫间，
战寒壮热有定时，反复发作脉多弦。
先寒后热为寒疟，先热后寒温疟传。
只热不寒瘅疟名，只寒不热牝疟看。
经年不愈虚成劳，瘴疟皆因疫疠传。

寒疟初起先恶寒，胸胁满闷复热烦，
体酸头痛渴欲饮，汗出热退方安然，
和解疏邪小柴汤〔一〕，人参黄芩半夏甘，
加入常山与草果，汗少羌活防风桂枝添。
痰湿交蒸脉弦滑，白术厚朴青皮陈皮茯苓拌。

温疟热多恶寒少，烦渴苔黄脉数弦，
舌质红绛暑热炽，白虎桂枝汤可煎〔二〕。

瘅疟之证热不寒，烦躁短气渴饮泉，
舌质红绛脉弦细，白虎人参汤加减〔三〕，
生地青蒿牡丹皮鳖甲增，阴液大亏五汁饮添〔四〕。

牝疟少热与多寒，胸胁满痞脉迟弦，
寒湿深伏阳不振，柴胡桂姜汤可煎〔五〕，

柴胡桂枝与干姜，　　黄芩花粉牡蛎甘。
或用金匮蜀漆散〔六〕，　　云母龙骨三味看，
挟湿身痛肢体沉，　　脉濡柴平汤用善〔七〕。

劳疟经年反复作，　　倦怠食少并自汗，
色萎体瘦劳则发，　　气血两虚宜补元，
四兽_饮参术陈苓草〔八〕，　　草果乌梅姜枣半。
胁下结块痛或胀，　　脘腹不舒舌紫淡，
痰滞脉络结疟母，　　方用柴胡鳖甲煎〔九〕，
黄芩杭芍槟榔陈，　　山楂甘草与常山。
渴知_母花粉痰贝_母半夏，　　寒加桂_枝草_果热黄连。

瘴疟多发在岭南，　　乍寒乍热身沉冤，
壮热烦渴为热瘴，　　面目尽赤肢疼烦，
胸闷呕吐与头痛，　　甚则神昏与谵言，
清热解秽清瘴汤〔十〕，　　柴胡青蒿半芩连，
常山枳实竹茹陈，　　知母茯苓益元散。
神昏谵语加紫雪_丹，　　呕吐剧甚玉枢丹。
冷瘴寒战苔白腻，　　甚则神昏不语言，
不换金正_气散可用〔十一〕，　　槟榔草果荷叶添，
更加佩兰与菖蒲，　　神迷苏合香丸掺。

〔一〕小柴胡汤（《伤寒论》）

柴胡　黄芩　半夏　人参　甘草　生姜　大枣

〔二〕白虎加桂枝汤

即白虎汤加桂枝，白虎汤，方见"厥证"。

〔三〕白虎加人参汤

即白虎汤加人参。

〔四〕五汁饮

方见"噎膈、反胃"。

〔五〕柴胡桂姜汤（《外台秘要》）

柴胡　桂枝　干姜　黄芩　瓜蒌根　牡蛎　炙甘草

〔六〕蜀漆散（《金匮要略》）

蜀漆　云母　龙骨

〔七〕柴平汤

即小柴胡汤合平胃散，平胃散，方见"不寐"。

〔八〕四兽饮（《三因极一病证方论》）

人参　白术　茯苓　炙甘草　陈皮　半夏　草果　乌梅　生姜　大枣

〔九〕柴胡鳖甲煎

柴胡　鳖甲　黄芩　杭芍　槟榔　陈皮　常山　山楂　甘草

〔十〕清瘴汤（《中医内科学》）

青蒿　柴胡　茯苓　知母　陈皮　半夏　黄芩　黄连　枳实　常山　竹茹
益元散

〔十一〕不换金正气散

方见"痢疾"。

三十四、黄 疸

黄疸之证面目黄，　　　小便黄赤身亦黄，
阳黄阴黄分虚实，　　　更有急黄宜清凉。

身热烦渴尿黄赤，　　　黄色鲜明病属阳，
恶心欲吐脉弦数，　　　腹部胀满苔腻黄，
茵陈蒿汤大黄栀〔一〕，　便秘枳实芒硝帮。
偏于湿重脉濡缓，　　　纳减尿少与便溏，
方用茵陈五苓散〔二〕，　猪茯泽泻术桂尝。

寒湿中阻脾气虚，　　　阴黄色晦烟熏样，
舌淡苔腻神疲乏，　　　脉多沉迟温化良，
茵陈术附汤姜草〔三〕，　茯苓泽泻可同尝。
肝郁脾弱身黄退，　　　胁痛纳减并脘胀，
大便不调脉弦细，　　　逍遥散用是良方〔四〕。

急黄急骤病险恶，　　　身目红黄热烦渴，
神昏谵语发斑衄，　　　热毒内陷用犀角散〔五〕，
黄连升麻茵陈栀，　　　生地丹皮玄参石斛合。
清心解毒开窍用，　　　牛黄丸至宝丹功效卓。

脾虚痿黄目无病，　　　却与黄疸不相干，

心悸少寐便清利， 脉虚舌淡养营_汤煎〔六〕。

黄疸附方

〔一〕茵陈蒿汤(《伤寒论》)

茵陈　山栀　大黄

〔二〕茵陈五苓散(《金匮要略》)

茵陈　桂枝　茯苓　白术　泽泻　猪苓

〔三〕茵陈术附汤(《医学心悟》)

茵陈　白术　附子　干姜　甘草

〔四〕逍遥散

方见"胁痛"。

〔五〕犀角散(《备急千金要方》)

犀角（水牛角代）黄连　升麻　山栀　茵陈

〔六〕人参养荣汤

方见"厥证"。

三十五、积　聚

积聚癥瘕与痃癖，　　　　总缘气血痰凝滞，
腹内积块聚或散，　　　　血分气分有分区。

初期积块不坚硬，　　　　饮食如常脉有力，
攻瘀消积血症丸〔一〕，　　大黄草梢桃归地，
芎芍官桂元胡膝，　　　　乳没莪棱琥灵脂。
腹中积块痛不定，　　　　随气上下宜散积，
木香顺气散乌药〔二〕，　　苍术厚朴青陈皮，
桂心香附与甘草，　　　　川芎砂仁枳壳施。

中期积块渐增大，　　　　寒热时减痛不移，
脉象弦滑舌淡红，　　　　大便或溏身无力，
膈下逐瘀汤芎归芍〔三〕，　元胡台乌草丹皮，
桃红枳壳灵脂香，　　　　间服六君汤功无比〔四〕。

末期积块坚满疼，　　　　脉细弦数舌淡紫，
面色萎黄或黧黑，　　　　舌苔灰糙花剥的，
健脾资生丸参术茯〔五〕，　桔楂蔻苡甘草曲，
橘红连泽藿扁豆，　　　　莲肉山药与芡实，
正气恢复方攻消，　　　　配合阿魏膏贴之。

积聚附方

〔一〕血证丸（《沈氏尊生方》）

五灵脂　大黄　甘草梢　桃仁　生地黄　当归　川芎　赤芍　牛膝　官桂
延胡索　三棱　莪术　乳香　没药　琥珀

〔二〕木香顺气散（《沈氏尊生方》）

木香　青皮　陈皮　乌药　苍术　厚朴　枳壳　砂仁　川芎　桂心　甘草
香附

〔三〕膈下逐瘀汤（《医林改错》）

桃仁　牡丹皮　赤芍　乌药　延胡索　当归　川芎　五灵脂　红花　香附
甘草　枳壳

〔四〕六君子汤

即香砂六君子汤减木香、砂仁，香砂六君子汤，方见"呕吐"。

〔五〕健脾资生丸（《先醒斋医学广笔记》）

白术　人参　茯苓　甘草　薏苡仁　山楂　橘红　神曲　黄连　蔻仁　泽泻
桔梗　藿香　白扁豆　莲肉　山药　芡实（一方无泽泻有砂仁）

三十六、水 肿

水肿阳水阴水分，　　　　　水液潴留三焦病，
上肿多风下肿湿，　　　　　脾肾虚阳病乃生。

风邪外袭面目肿，　　　　　先上后下继全身，
喘咳寒热苔白滑，　　　　　脉浮恶风骨节疼，
方用越婢加术汤〔一〕，　　麻黄石甘姜枣应。
倘因水湿浸渍起，　　　　　肢体浮肿尿难行，
舌苔白腻脉沉缓，　　　　　五苓散或五皮饮〔二〕、〔三〕，
五苓术桂猪茯泽，　　　　　五皮陈桑腹姜苓。
湿热蕴结身肿胀，　　　　　口渴便赤脉数沉，
烦热胸闷便秘结，　　　　　逐水分利疏凿饮子〔四〕，
木通商泽槟椒豆，　　　　　羌活芫姜腹皮苓。

阴水脾肾阳虚成，　　　　　遍身浮肿四肢冷，
脉多沉迟苔白腻，　　　　　腹胀不舒尿短清，
偏于脾虚实脾饮〔五〕，　　术附木香厚朴苓，
草果甘草大腹皮，　　　　　二姜木瓜大枣寻。
肾虚方用真武汤〔六〕，　　化气行水温肾阳，
或用济生肾气丸〔七〕，　　金匮丸牛膝车前帮。
腹部外用敷脐散〔八〕，　　田螺生蒜车前拌。

水肿附方

〔一〕越婢加术汤(《金匮要略》)

麻黄　石膏　甘草　生姜　大枣　白术

〔二〕五苓散(《伤寒论》)

桂枝　茯苓　白术　泽泻　猪苓

〔三〕五皮饮(《华氏中藏经》)

大腹皮　桑白皮　茯苓皮　陈皮　生姜皮

〔四〕疏凿饮子(《济生方》)

泽泻　商陆　羌活　赤小豆　椒目　木通　秦艽　茯苓皮　大腹皮　槟榔
生姜

〔五〕实脾饮(《重订严氏济生方》)

附子　干姜　白术　炙甘草　厚朴　木香　草果仁　大腹子　木瓜　生姜
大枣　白茯苓

〔六〕真武汤

方见"喘哮"。

〔七〕济生肾气丸

方见"喘哮""金匮肾气丸"。

〔八〕外敷脐方

大田螺四个,大蒜去皮五个,车前子末三钱,上药研成饼,敷贴脐部,以布缚之。

三十七、鼓 胀

鼓胀水聚气血瘀，
脐突筋露形体瘦，

腹胀如鼓伤脾肝，
本虚标实治多难。

初起腹胀食则剧，
面色晦黄手心热，
配合胃苓汤为一方〔二〕，

神疲苔腻脉滑弦，
疏肝健脾逍遥散〔一〕，
平胃散五苓散莪术三棱添。

中期腹大日渐增，
舌质红绛脉弦细，
槟榔木香青陈皮，
偏于血瘀唇舌紫，
二丹桃红归芍甲，
治本香砂六君汤〔五〕，

形消体瘦尿少短，
治标舟车丸方专〔三〕，
轻粉遂丑军芫。
脉细涩芄化瘀汤验〔四〕，
泽术牡蛎青皮咽。
血虚四物汤加减〔六〕。

晚期腹大青筋露，
舌质红绛或起刺，
偏于阳虚附子理中汤〔七〕，
治标大腹水肿方〔九〕，
海藻葶苈与桂心，

形瘦肢肿二便难，
舌苔黄腻并燥干，
阴虚大补阴丸煎〔八〕。
牛黄椒目昆布牵，
攻补兼施贵加减。

鼓胀附方

〔一〕逍遥散

方见"胁痛"。

〔二〕胃苓汤

即平胃散合五苓散，平胃散见"不寐"，五苓散见"水肿"。

〔三〕舟车丸(《丹溪心法》)

甘遂　芫花　大戟　大黄　黑丑　木香　青皮　陈皮　轻粉　槟榔

〔四〕化瘀汤(验方)

当归　赤芍　桃仁　红花　丹参　牡蛎　穿山甲　牡丹皮　泽泻　白术
青皮

〔五〕香砂六君子汤

方见"呕吐"。

〔六〕四物汤

方见"头痛"。

〔七〕附子理中汤

即理中汤加附子，理中汤见"不寐"。

〔八〕大补阴丸煎

方见"腰痛"。

〔九〕大腹水肿方(《备急千金要方》)

牛黄　椒目　昆布　海藻　牵牛　桂心　葶苈子

三十八、淋 浊

湿热下注与肾亏，　　　　　　热结膀胱病五淋，
腹急胀痛尿短涩，　　　　　　气血膏石劳之分。

气淋苔白脉沉弦，　　　　　　利气疏导沉香散〔一〕，
石韦滑石王不留，　　　　　　葵子归芍陈草煎。
经久不愈气多虚，　　　　　　面色㿠白舌质淡，
或服疏利病增剧，　　　　　　补中益气汤用专〔二〕。

血淋尿血痛满急，　　　　　　溲时热涩痛如刺，
苔黄脉数导赤散〔三〕，　　　　竹叶生地木通甘。
血色鲜紫八正散〔四〕，　　　　清热凉血真灵验，
瞿麦萹蓄木通草，　　　　　　滑石栀军与车前。
偏于阴虚血淡红，　　　　　　脉多细数知柏地黄丸〔五〕。

膏淋如膏脓稠见，　　　　　　溺时涩痛湿热结，
舌红苔腻分清饮〔六〕，　　　　萆薢乌菖智苓甘。

石淋尿赤或混浊，　　　　　　兼挟砂石尿阻难，
腰腹绞疼痛难忍，　　　　　　清热化坚琥珀散〔七〕，
郁金滑石归萹蓄，　　　　　　木通木香芦叶煎。

劳淋则为诸淋变，　　　过劳即发久缠绵，

小便淋沥作复止，　　　脉细无力舌腻淡，

里急后重气下坠，　　　气虚懒言补中_{益气}丸。

手足心热形体瘦，　　　肾阴不足知柏_{地黄}煎。

阳虚脉微手足寒，　　　肾气丸用自安然〔八〕。

尿浊却与淋证异，　　　浊如泔浆无痛难，

病偏湿热苔黄腻，　　　胸满口渴脉数濡，

方用草薢分清饮，　　　理脾化湿病易痊。

浊久气虚神疲乏，　　　脉虚舌淡补中_{益气汤}煎，

肾阴亏损脉细数，　　　滋阴清热知柏丸。

舌淡脉沉下元虚，　　　面白肢冷鹿茸_{补涩}专〔九〕，

参芪菟丝螵龙苓，　　　桂附桑药味故莲。

淋浊附方

〔一〕沉香散（《金匮翼》）

沉香　石韦　滑石　当归　橘皮　白芍　冬葵子　甘草　王不留行

〔二〕补中益气汤

方见"喘哮"。

〔三〕导赤散（《小儿药证直诀》）

生地黄　木通　甘草梢　竹叶

〔四〕八正散（《局方》）

萹蓄　木通　瞿麦　山栀　甘草　车前子　大黄　滑石

〔五〕知柏地黄丸

方见"喘哮""金匮肾气丸"。

〔六〕草薢分清饮（《仁斋直指方》）

白茯苓　食盐　草薢　石菖蒲　天台乌药　益智仁　甘草

〔七〕琥珀散（《证治准绳》）

琥珀　滑石　萹蓄　郁金　当归　木通　木香　芦叶

〔八〕金匮肾气丸

方见"喘哮"。

〔九〕鹿茸补涩丸（《沈氏尊生书》）

人参　黄芪　菟丝子　桑螵蛸　五味子　莲肉　茯苓　肉桂　山药　附子

鹿茸　桑皮　龙骨　补骨脂

三十九、消 渴

消渴燥热与阴虚，　　　上中下消须分治，
上消多饮肺燥热，　　　中消多食胃火趋，
下消多尿肾虚的，　　　三消三多有名实。

上消烦渴饮量多，　　　舌红苔黄脉洪数，
二冬汤方治之好〔一〕，　知芩参草花粉酌。
舌苔黄糙脉洪大，　　　白虎人参汤用着〔二〕。

中消善食形体瘦，　　　大便秘结脉滑实，
舌苔糙黄调胃承〔三〕，　大黄芒硝甘草是。
热盛津伤脉细数，　　　玉女煎知膏麦地膝〔四〕。

下消多尿如膏油，　　　头晕腰酸肾阴虚，
脉数沉细六味丸〔五〕，　龙骨牡蛎桑螵蛸依，
饮一溲二舌灰淡，　　　阳虚脉微肾气丸施〔六〕。
甚则三阴鹿茸丸〔七〕，　参芪麦冬地味萸，
苁蓉玄参内金茯，　　　故纸骨皮怀牛膝。

消渴附方

〔一〕二冬汤（《医学心悟》）

天冬　麦冬　花粉　黄芩　知母　甘草　人参

〔二〕白虎加人参汤

方见"疟疾"。

〔三〕调胃承气汤（《伤寒论》）

大黄　芒硝　甘草

〔四〕玉女煎（《景岳全书》）

石膏　熟地黄　知母　麦冬　牛膝

〔五〕六味地黄丸

方见"喘哮""金匮肾气丸"。

〔六〕金匮肾气丸

方见"喘哮"。

〔七〕三因鹿茸丸（《三因方》）

鹿茸　麦冬　熟地黄　黄芪　五味子　肉苁蓉　人参　牛膝　玄参　地骨皮
补骨脂　鸡内金　山萸肉　茯苓

四十、遗　精

有梦为遗无梦滑，　　　　病起心肾火虚张，
壮人精满时自遗，　　　　此属常态却无妨。

阴虚火动梦遗多，　　　　神烦少寐脉细数，
舌红苔黄宜滋阴，　　　　知柏地黄丸用着〔一〕。

湿热下注遗精频，　　　　小便热赤茎中疼，
舌苔黄腻脉数滑，　　　　萆薢分清饮用灵〔二〕。

肾虚不藏滑精见，　　　　耳鸣目眩阴火炎，
六味丸中芡_{实金}樱_子加〔三〕，　壮水滋阴病易瘥。
病久金锁固精丸〔四〕，　　龙牡沙苑莲须芡。

若见阳虚脉细弱，　　　　见色流精面白惨，
舌淡苔滑囊冷湿，　　　　济生秘精丸方专〔五〕，
菟韭龙牡五味子，　　　　桑蛸石脂茯苓煎。

〔一〕知柏地黄丸

方见"喘哮""金匮肾气丸"。

〔二〕草薢分清饮

方见"淋浊"。

〔三〕六味地黄丸

方见"喘哮""金匮肾气丸"。

〔四〕金锁固精丸(《医方集解》)

芡实　莲须　龙骨　牡蛎　沙苑蒺藜　莲粉和丸

〔五〕秘精丸(《重订严氏济生方》)

菟丝子　家韭子　牡蛎　龙骨　五味子　桑螵蛸　白石脂　白茯苓

四十一、阳　痿

阳痿之证诸般虚，　　　　　房事过度或淫思，
阳事不举痿软弱，　　　　　静心安神当补虚。

命门火衰脉沉细，　　　　　腰酸足软用赞育丹[一]，
枸杞地归杜仲附，　　　　　苁蓉羊藿巴戟萸，
仙茅术桂蛇床韭，　　　　　人参鹿茸酌添之。

心脾亏虚面痿黄，　　　　　举而不坚用归脾[二]。
恐惧伤肾心胆怯，　　　　　寐不安宁与多疑，
大补元煎方为主[三]，　　　　视其阴阳加减之。

阳事易举属虚火，　　　　　触而即泄尿黄赤。
咽干目涩或失眠，　　　　　知柏地黄丸方施[四]。

阳痿附方

〔一〕赞育丹(《景岳全书》)
熟地黄　白术　当归　枸杞子　杜仲　仙茅　巴戟　山茱萸　淫羊藿　肉苁蓉
韭子　蛇床子　附子　肉桂　炼蜜为丸
〔二〕归脾汤
方见"自汗、盗汗"。

〔三〕大补元煎

方见"头痛"。

〔四〕知柏地黄丸

方见"喘哮""金匮肾气丸"。

四十二、痿证

痿废之证手足弱，　　　　　　热淫五脏伤经络，
肌瘦骨软难步履，　　　　　　病取阳明功最确。

肺热熏灼咳嗽频，　　　　　　喉干心烦并口渴，
溲赤舌红脉数细，　　　　　　清燥救肺汤用着〔一〕。

肝肾不足腰脊酸，　　　　　　遗精早泄头晕眩，
脉细而数阴虚的，　　　　　　方用大补阴丸煎〔二〕。
倘若脉弱舌红淡，　　　　　　精血不足虎潜丸〔三〕，
干姜归地知柏芍，　　　　　　虎骨锁阳陈皮龟板。

湿热浸淫尿浑浊，　　　　　　面黄神疲两足热，
得冷则舒苔黄腻，　　　　　　加味二妙散黄柏〔四〕，
苍术牛膝木防己，　　　　　　龟板当归萆薢合，
湿热伤阴减苍术，　　　　　　花粉石斛共煎药。

病后产后气血亏，　　　　　　筋脉失养不能行，
头晕心悸精神疲，　　　　　　人参养荣汤用灵〔五〕。

痿证附方

〔一〕清燥救肺汤

方见"咳嗽"。

〔二〕大补阴丸

方见"腰痛"。

〔三〕虎潜丸(《医方集解》)

知母　黄柏　熟地黄　龟板　当归　白芍　锁阳　陈皮　虎骨　牛膝

〔四〕加味二妙散(《丹溪心法》)

黄柏　苍术　当归　牛膝　防己　萆薢　龟板

〔五〕人参养荣汤

方见"厥证"。

中医内科常见病
证治歌诀

四十三、痹 证

痹证合感风寒湿，
风行寒痛湿为着，

行痹痛痹与着痹，
更有热痹郁经络。

行痹疼痛无定踪，
防风_汤归葛杏桂姜〔一〕，

脉浮风甚宣祛风，
秦艽芩羌草赤苓。

痛痹肌肉关节疼，
乌头汤麻芪芍草〔二〕，

遇寒则甚脉弦紧，
散寒除湿可通经。

着痹麻木关节酸，
苡仁汤芎麻乌防〔三〕，

痛处不移脉缓濡，
羌独苍归姜桂甘。

热痹关节红肿痛，
舌苔黄糙脉数滑，
或用宣痹汤加减〔五〕，
防己苡仁杏翘栀，
重则千金犀角汤〔六〕，
栀芩前升羚羊角，

烦闷口渴与恶风，
白虎加桂汤可用〔四〕。
赤豆蚕沙滑石半，
清热除湿病易痊。
凉血解毒真灵验，
豆豉大黄与射干。

痹证日久气血虚，
地芍归芎人参防，
桂心秦艽续断姜，

滋肝补肾用三痹_汤〔七〕，
苓甘独活并黄芪。
细辛大枣怀牛膝。

痹证附方

〔一〕**防风汤**(《证治汇补》)

防风　当归　赤茯苓　杏仁　黄芩　秦艽　葛根　羌活　桂枝　甘草　生姜

〔二〕**乌头汤**(《金匮要略》)

川乌　麻黄　芍药　黄芪　甘草

〔三〕**苡仁汤**(《类证治裁》)

薏苡仁　当归　麻黄　桂枝　苍术　甘草　生姜　川芎　羌活　防风　独活
川乌

〔四〕**白虎加桂枝汤**

方见"疟疾"。

〔五〕**宣痹汤**(《温病条辨》)

防己　赤小豆皮　杏仁　滑石　连翘　山栀　薏苡仁　半夏　蚕砂

〔六〕**千金犀角汤**(《备急千金要方》)

犀角　羚羊角　前胡　黄芩　栀子　大黄　升麻　射干　豆豉

〔七〕**三痹汤**(《妇人大全良方》)

生地黄　芍药　当归　川芎　人参　黄芪　茯苓　甘草　防风　独活　牛膝
续断　桂心　细辛　秦艽　生姜　大枣

四十四、咳 血

咳血属肺络脉伤，血随痰出色红鲜，
阴虚邪燥木火旺，凉血滋阴兼平肝。

燥邪伤肺脉浮数，头痛咳嗽口鼻干，
身热舌红苔薄黄，桑杏汤服自安然〔一〕，
增入地芍侧柏叶，甘草玄参与牡丹。

肝火犯肺胸胁痛，脉象弦数心躁烦，
前方去豉加青黛，蛤壳丹皮黄芩添。
血出鲜红如泉涌，犀角地黄汤丹芍煎〔二〕。

阴虚火旺咳血鲜，口干咽燥颧红艳，
脉弦细数心烦躁，四阴煎地麦芍贝甘〔三〕，
胶苓沙参粉百合，增入白及侧叶炭。

咳血附方

〔一〕**桑杏汤**

方见"咳嗽"。

〔二〕**犀角地黄汤**（《备急千金要方》）

犀角　生地黄　牡丹皮　赤芍

〔三〕**四阴煎**（《类证治裁》）

生地黄　麦冬　白芍　百合　沙参　贝母　阿胶　茯苓　花粉　甘草

四十五、吐 血

古言吐血出胃腑，　　　　　　阳络损伤积热成，
倾盆盈碗从口出，　　　　　　肝郁胃热总宜清。

胃火炎炎脘闷痛，　　　　　　嘴臭便秘口吐红，
舌苔黄腻脉滑数，　　　　　　泻心汤军芩连同〔一〕。
止血加入十灰散〔二〕，　　　　二蓟侧叶大黄用，
薄荷茜草棕榈皮，　　　　　　丹皮山栀茅根共。

肝火犯胃呕吐凶，　　　　　　烦怒不安梦魂空，
口苦胁痛脉弦数，　　　　　　秘红丹桂黄赭冲〔三〕。
伤阴口燥脉细数，　　　　　　玉女煎用见奇功〔四〕。

病服凉药血不止，　　　　　　形瘦肢冷脉数虚，
血色晦暗并口淡，　　　　　　气虚挟寒宜温中，
金匮柏叶汤可用〔五〕，　　　　干姜艾叶与马通。

吐血附方

〔一〕泻心汤（《金匮要略》）

大黄　黄芩　黄连

〔二〕十灰散(《十药神书》)

大蓟　小蓟　侧柏叶　薄荷　茜草根　茅根　棕榈皮　山栀　大黄　牡丹皮

〔三〕秘红丹(《医学衷中参西录》)

生赭石　肉桂　大黄

〔四〕玉女煎

方见"消渴"。

〔五〕柏叶汤(《金匮要略》)

侧柏叶　干姜　艾叶　马通

四十六、衄 血

衄血无故血自流，　　　　鼻衄属肺齿胃由，
外因风火内热炽，　　　　肝肾阴虚相火浮。

鼻衄风邪犯肺金，　　　　寒热咳嗽并头疼，
脉浮苔黄桑菊饮〔一〕，　　加入丹皮与茅根，
邪轻热重减桔薄，　　　　竹茹山栀黄芩增。

阳明热甚鼻燥干，　　　　口渴脉数玉女煎〔二〕，
滋阴清热衄自止，　　　　便结芒硝大黄可增添。
阴虚阳亢头晕痛，　　　　脉多弦数一贯煎〔三〕，
增入山栀牡丹皮，　　　　少寐又添枣仁茯神玄参。

齿衄阳明胃火炎，　　　　齿龈肿痛衄血鲜，
脉数苔黄清胃汤〔四〕，　　生地石膏川黄连，
黄芩升麻牡丹皮，　　　　便秘口臭芒硝大黄看。

阴虚火浮齿牙颤，　　　　牙缝渗血茜根散〔五〕，
阿胶地芩柏叶草，　　　　或与六味地黄汤煎〔六〕，
增入二冬骨碎补，　　　　蒲黄牛膝一同咽。

大凡吐衄血如泉，　　　　暴出如涌色红鲜，

速服犀角地黄汤，   京墨藕汁三七添，

附_{子或大}蒜饼贴涌泉上，   虚脱独参汤用专。

衄血附方

〔一〕桑菊饮

方见"咳嗽"。

〔二〕玉女煎

方见"消渴"。

〔三〕一贯煎

方见"胃脘痛"。

〔四〕清胃汤（《医宗金鉴》）

石膏 生地黄 牡丹皮 黄芩 黄连 升麻

〔五〕茜根散（《景岳全书》）

茜草根 黄芩 阿胶珠 侧柏叶 生地黄 甘草

〔六〕六味地黄丸

方见"喘哮""金匮肾气丸"。

四十七、便 血

便血肠风或脾虚，　　　　脾虚懒言与神疲，
舌淡脉弱面少华，　　　　补气养血用归脾汤[一]。
证状如前血鲜紫，　　　　舌红苔薄并黄腻，
肠中湿热脾寒虚，　　　　黄土汤服病可驱[二]，
术附甘草伏龙肝，　　　　阿胶黄芩与生地。

湿热下迫血鲜红，　　　　舌苔黄薄脉数虚，
清热凉血槐花散[三]，　　　柏叶枳壳荆芥施。
增入当归赤小豆，　　　　下血污浊苍术地榆。
或用血证脏连丸[四]，　　　猪大肠纳黄连食。

便血附方

〔一〕**归脾汤**
方见"自汗、盗汗"。

〔二〕**黄土汤**（《金匮要略》）
白术　附子　甘草　干地黄　阿胶　黄芩　灶中黄土

〔三〕**槐花散**（《普济本事方》）
槐花　侧柏叶　炒荆芥　枳壳

〔四〕**脏连丸**（《证治准绳》）
猪大肠　黄连

四十八、尿血

尿血原因热下趋，　　只将心肾火来医，

尿中混血无难痛，　　滴沥涩痛淋可知。

少阴移热于小肠，　　面红口渴便短赤，

舌红脉数小蓟饮子〔一〕，　　木通藕节和山栀，

当归地黄炒蒲黄，　　竹叶甘草并滑石。

如见阴虚脉数细，　　茜根散加龟板黄柏知母〔二〕。

倘若食减精神衰，　　分明脾肾两气虚，

无比山药丸熟地萸〔三〕，　　苁蓉茯神与巴戟，

菟丝五味赤石脂，　　杜仲泽泻怀牛膝。

尿血附方

〔一〕小蓟饮子（《济生方》）

小蓟　炒蒲黄　藕节　滑石　木通　生地黄　当归　炙甘草　山栀子　淡竹叶

〔二〕茜根散

方见"衄血"。

〔三〕无比山药丸（《备急千金要方》）

山药　肉苁蓉　熟地黄　山萸肉　茯神　菟丝子　五味子　赤石脂　巴戟天

泽泻　杜仲　牛膝

四十九、虫 证

虫因过食肥腻甘，
湿热内聚生诸虫，

生冷不洁或染传，
蛔蛲寸白姜钩看。

蛔虫面黄肌消瘦，
睡中龂齿鼻内痒，
治宜驱蛔使君散〔一〕，
脐腹痛剧呕吐作，
急宜前方入槟榔大黄，
剧痛不减呕吐蛔，
乌梅丸用桂附姜〔二〕，

腹痛时作口溢涎，
胃脘嘈杂把食贪，
芜荑甘草与川楝。
大便不通肠梗然，
疏利泄热救危难。
汗出肢冷而厥焉，
归参辛椒黄柏连。

蛲虫寄生直肠间，
肛门奇痒为特征，
韭菜煎汁外冲洗，

色白形细如线般，
使君大黄为粉咽，
民间单方任挑选。

寸白虫又如何辨，
本因生食诸般肉，
腹胀腹痛或腹泻，
被服便内见虫节，
生南瓜子量宜多，
隔时再服槟榔汤，

节节片片联成串，
囊虫入体种祸源，
面黄头晕并失眠，
肌表囊虫结节坚，
去壳糖水碾吞鲜，
单味槟榔久久煎。

姜片虫形似姜片，
生吃水生诸茎物，
恶心呕吐腹痛泻，
驱虫槟黄二丑散[三]，
腹痛木香与香附，
大便稀水腹喜按，
腹胀水肿五加皮，

色赤如肉寄肠间，
虫入小肠起祸端，
甚则黄肿体困倦，
健脾异功散酌加减[四]。
呕恶干姜半夏添。
熟附炮姜莫迟延。
葫芦椒目与车前。

钩虫寄生小肠间，
专吸人血实堪恶，
食欲不振或异嗜，
驱虫可用贯众汤[五]，
脾虚湿困香砂六君汤[六]，
四君四物加芪桂，

它虫口入此肤传，
面黄浮肿身懒然，
大便不调稀或干，
楝皮紫苏土荆煎。
气血不足用十全汤[七]，
益气补血病易痊。

虫证附方

[一] **使君子散**（《证治准绳》）

炒使君子　甘草（猪胆汁浸）　白芜荑　苦楝子

[二] **乌梅丸**（《伤寒论》）

乌梅　人参　黄柏　细辛　桂枝　炮附子　黄连　干姜　当归　川椒

[三] **槟黄二丑散**（《中医儿科》）

槟榔　大黄　黑白丑

[四] **异功散**

方见"肺痨"。

[五] **贯众汤**（《中医儿科》）

贯众　苦楝根皮　山紫苏　土荆芥

〔六〕香砂六君子汤

方见"呕吐"。

〔七〕十全大补汤(《太平惠民和剂局方》)

人参　白术　茯苓　炙甘草　当归　川芎　白芍　熟地黄　黄芪　肉桂
生姜　大枣

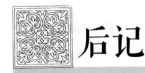

后记

　　《中医内科常见病证治歌诀》(以下简称《歌诀》)一书，即将刊印面世，这应该归功于河南科学技术出版社的同志们的大力支持和热情帮助，在此特致以由衷的感谢！

　　此《歌诀》以上海人民出版社1972年出版的《中医内科学》为主要依据，并参阅古今各派之著作编撰而成。从20世纪70年代开始，到20世纪80年代始毕，几易其稿，历时数年之久。此《歌诀》稿成，藏之于寒舍书斋高阁达三十余载，默默无闻，濒临湮没，使吾不无遗憾之感。

　　而今，此《歌诀》能得见天日，为天下人所知，为天下人所用，使其能为国民的健康事业，做出一点有益的贡献。值此老朽即将七十有四之际，不能不再次感谢出版社的同志们，使吾即将就木之人能了却此桩心愿，就此，毕生已无憾事矣。

　　《歌诀》共选编了四十九种常见和多发的疾病，作为其主要叙述对象，书中对每一病症的病因病机、理法方药，均用歌诀的形式进行阐述，使读者读起来朗朗上口、易读易记。尤其是对于中医初学者和中医爱好者，无疑能提高其兴趣，达到事半功倍的效果。

　　此《歌诀》一书中，对每一病症的阐述，大致分成几个部分：开头一段为总纲，即此病症的病因病机和其表现的不同分类，以下各段则是按照不同表现类型的脉证方药进行叙述。以"感冒"一症为例，前段四句："气候失常邪伤人，四时感冒寒热风。病分寒热与暑湿，疏风解表第一功。"只此四句，就将"感冒"一症的病因病机和其症状的分类，以及治疗原则，概括地体现出来。"感冒"的病因是什么？是因为大自然的气候失常所引起的风寒风热等邪风对人体的伤害，病机则是"邪伤人"，请问"邪"怎么会伤人呢？《黄帝内经》云："邪之所凑，其气必虚。"一语道破天机，乃患者自身的抵抗力出了毛病，内气虚而不能抗御外邪的入侵。而入侵的风邪，根据患者所表现的个体差异，又有寒、热、暑、湿之分，而治疗外感则首先应以疏风解表为第一要术，故云"疏风解表第一功"也。而接下来各段则以"风寒感冒""风热感冒""暑湿感冒"依次分别论叙，将其症状的表现和理法方药，简明扼要地阐述出来，使读者能准绳在胸，不至于临症无门或误入歧途。此《歌诀》乃习医者之良师，行医者之益友，不为诬也。

限于本人的水平，书中若有谬误的地方，恳望不吝指教。

赵丕兴
2016 年 12 月于洛阳寒舍